U0046087

喝什麼水最健康

舒玉萍◎編著

鴻仁堂中醫診所院長 鐘文冠◎審訂

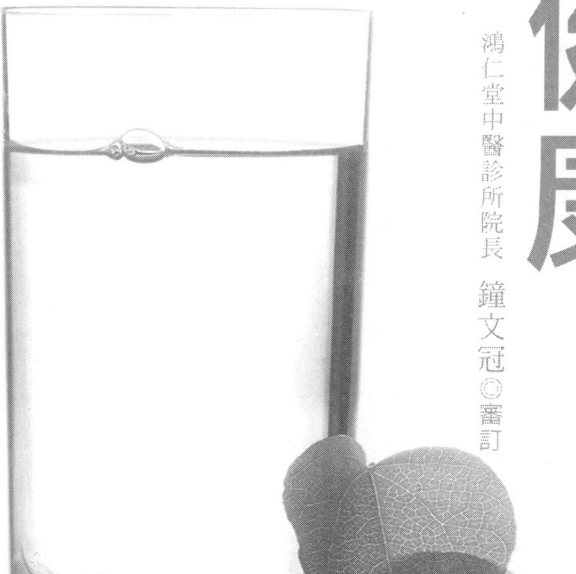

高寶書版集團

喝什麼水最健康

編　　著：舒玉萍
審　　訂：鐘文冠
總 編 輯：林秀禎
編　　輯：江麗秋
出 版 者：英屬維京群島商高寶國際有限公司台灣分公司
Global Group Holdings, Ltd.
聯絡地址：台北市內湖區洲子街88號3F
網　　址：gobooks.com.tw
E-mail：readers@gobooks.com.tw（讀者服務部）
pr@gobooks.com.tw（公關諮詢部）
電　　話：(02) 27992788
電　　傳：出版部 (02) 27990909　行銷部 (02) 27993088
郵政劃撥：19394552
戶　　名：英屬維京群島商高寶國際有限公司台灣分公司
改版日期：2007年2月
發　　行：高寶書版集團發行/Printed in Taiwan

香港總經銷：全力圖書有限公司
地　址：香港新界葵涌打磚坪街58-76號和豐工業中心1樓8室
電　話：(852) 2494-7282　傳真　(852) 2494-7609

凡本著作任何圖片、文字及其他內容，未經本公司同意授權者，均不得擅自重製、仿製或以其他方法加以侵害，如一經查獲，必定追究到底，絕不寬貸。
◎版權所有　翻印必究

國家圖書館出版品預行編目資料

喝什麼水最健康/ 舒玉萍編著 ;
臺北市 : 高寶國際, 2007[民96]
面 ;　公分. -- (生活醫館 ; 46)

ISBN 978-986-185-032-0(平裝)

1. 水 2. 健康法

411.4　　95026501

專業人士一致推薦

- 江致德皮膚科診所醫師　**江致德**
- 美國耶魯大學研究醫師　**何權峰**
- 育生中醫診所院長　**李政育**
- 皮膚科專科醫師　**張美欣**
- 成大醫院教學中心副主任　**彭巧珍**
- 台北醫學大學婦癌醫學中心主任　**鄭丞傑**
- 立法院醫務室主任　**蕭偉傑**
- 新店榮星中醫診所院長　**賴正均**
- 台北醫學大學萬芳醫院社區副院長暨家醫科主任　**謝瀛華**

你對水的了解有多少……

水的功能

水在人體裡可以：1.溶解營養素。2.清除老舊廢物。3.調節體溫。4.參與體內物理、化學反應。5.潤滑器官組織。（詳見第一章進入水世界）

津液

人體的正常液體，其中既輕又稀薄的稱為「津」，有黏性的則稱為「液」。前者給予身體組織及器官滋養，並使血液維持適當濃度；後者的功能則在彌補前者的不足，同時補充骨髓液、維持皮膚濕潤等體液。（詳見第二章中西醫看體液）

水與癌細胞

一九七四年，美國醫學家達瑪狄恩發表一項聲明：「正常細胞周圍的水構造，水分子整齊的排列著，但癌細胞周圍的水構造，水分子卻紊亂而不穩定。」（詳見第三章水與疾病的親密關係）

寶寶喝的水

因為嬰兒的腸胃非常脆弱，如果給他們喝的水不乾淨，殘留許多細菌，寶寶就很容易拉肚子。尤其是一般居家電熱水瓶、或開飲機往往不清洗，殺菌除氯的效果也不完全。基於安全因素，最好讓寶寶喝經蒸餾過或逆滲透處理過的純水。（詳見第四章人人喝好水）

好水的指標

1.不能含有對身體有害的物質。2.含有豐富的礦物質。3.水的軟硬度適中。4.含氧量豐富。

（詳見第五章好水超級比一比）

礦泉水

經過層層砂岩滲透出來的水，水質柔軟偏鹼性，沒有雜質，喝起來清澈甘美，含有多種無機物及適量碳酸離子。有益於調整飲食不當所造成的酸性體質。（詳見第五章好水超級比一比）

蒸餾水

經蒸餾而得的水，由於蒸餾過程中，被蒸發的水分無法載送水中的礦物質及細菌，因此經冷凝變回的純水，可說是「絕對純淨」的水。（詳見第五章好水超級比一比）

電解水

運用電解原理，先讓自來水通過陽極和陰極的電路板，再分離出鹼性離子水和酸性離子水。鹼性離子水具豐潤作用，溶解力強，導熱良好，適合烹調飲用；酸性離子水則收斂性強，洗淨力大，具除菌能力，導熱也很好，適合沐浴洗滌之用。（詳見第五章好水超級比一比）

磁化水

也就是所謂的「π性活水」，是在水中添加鐵和氯化合物——二價三價氯化鐵，使水轉成為活性水，進而整頓體液中的混亂因子，使體內磁場安定。（詳見第五章好水超級比一比）

購買市售包裝水注意事項

1.注意製造日期和保存期限。2.注意包裝是否完整、密封。3.仔細察看有關水源類別及水源地的標示。4.是屬於何種包裝（PVC還是PET）。（詳見第六章安心喝好水）

活性碳淨水器

是將木材鋸屑、木炭或椰子殘渣等碳化，再以水蒸氣等活性化製成。吸附力強，可過濾水中諸多雜質，不過時間一久便容易產生細菌。（詳見第六章安心喝好水）

中空隙膜淨水器

利用像通心粉一樣的管狀細線，及其壁面上的超微細濾孔來過濾水質。可過濾許多細菌及鐵銹等物質，但沒有脫臭能力，且對極微小的病毒也沒法度。（詳見第六章安心喝好水）

RO逆滲透

是施加比逆滲透壓更大的壓力，讓水通過半透膜，從而去除水中雜質和礦物質，因此所得到的是接近蒸餾水般的「純水」。（詳見第六章安心喝好水）

最佳喝水時機

清晨是一天中喝水最佳良機，因為清晨飲水可以使腸胃甦醒過來，增加蠕動，防止便秘產生，還能降低血液濃度，促使血液循環，維持體液的平衡。（詳見第七章聰明喝水，健康加分）

百分百果汁？

當你拿起一瓶號稱百分之百天然的純果汁時，請想一想以下這些問題：1.天然水果的營養真的保留了嗎？2.真的沒有食品添加物嗎？3.果汁的糖分有沒有問題？（詳見第八章喜歡喝飲料的「看過來」）

編輯手札

健康的不二良品

有次罹患感冒，發燒得厲害，赴醫就診後詢問醫師是否要打一針？誰知醫生只是輕描淡寫的說：「不用，多喝水就好了，最好每天喝三千西西的白開水，流一點汗就沒事了。」聽他的口氣，好像水是萬靈仙藥一樣。不過，開始著手企畫這本書時，從蒐集來的各類水資料中，才確定醫師說的一點也沒錯，水的確是治療感冒的良藥，更是維持人體健康的不二良品，無怪乎水有「百藥之王」的稱號。

但是，也從坊間蒐集來的叢書中發現，原來市面上所出版的飲水書，絕大部分竟都是翻譯書，除了內容舉例列證不太符合本土國情外，也多偏頗某一種水的神奇效果，彷彿除了那種水可帶來健康，其餘的水皆一無可取。由此，遂決定了本書客觀不偏頗、理論又實用、詳實但活潑，且以本土國人為主的出版方向。

出版大綱擬定後，即找了編輯經驗豐富的文字工作者舒玉萍小姐研商合作的可能性，舒小姐一聽出書構想，便興致勃勃的表示願意承接編寫的工作，因為她也覺得市場上少有立場較客觀又完整的飲水健康書，認為應該給閱讀大眾更詳實的資訊，而不是一味的盲從教條。所以，她投入了大量的時間精力在這本書上，不僅蒐集更多的資料，也重新擬定內容大綱，務求立論有據，且不脫離現實生活所需。同時，也自我要求文筆的活潑流暢性，盡量減少專業用語，目的只為閱讀大眾能對內容一目瞭然，又能吸收。

本書概分為八大篇章，分別為：

一、進入水世界：敘述水在人體中的運行過程，及對人體健康的影響。

二、中西醫看體液：分別由中、西醫角度來解析汗、尿液……等體液的各類情況，以了解由體液所反應的人體健康狀況。

三、水與疾病的親密關係：詳述水與人體各系統疾病的關係，包括癌症、脫水、腎臟疾病、腦梗塞、腹瀉、痛風、感冒……等。

四、人人喝好水：列舉各類人，如懷孕婦女、嬰幼兒、老年人、一般婦女、更年期婦女……等人的飲水原則。

五、好水超級比一比：說明什麼是好水？好水的標準何在？並列舉說明礦泉水、蒸餾水、電解水、磁化水等水質的差別。

六、安心喝好水：詳述水中的有害物質，購買淨水器、開飲機、包裝水時應注意事項，同時介紹如何 DIY 製作好水。

七、聰明喝水，健康加分：此章教導如何正確飲用水，什麼時候該喝水？哪些人要多喝水？哪些人要少喝水？並說明「水中毒」的問題。

八、喜歡喝飲料的人「看過來」：針對一般人常喝的飲料，如咖啡、茶、酒、碳酸飲料、果汁等作一完整說明。

書籍出版之前，報紙上曾報導關於電解水在醫療功能上並無確切的效用。對於這些資訊，我們希望能讓更多的人知道，這是當初企畫時的宗旨，而書中所述內容也盡量做到客觀的立場，只為讓閱讀大眾在飲水時能有參考依據，知道如何選用好水以利健康。

最後，祝大家都有一個「水」噹噹的健康人生！

序言

提高喝水的IQ與EQ

鐘文冠

「水能載舟，亦能覆舟」是形容水性善變的諺語。水之於人體，亦復如是，「水能強身，亦能害身」。喝水量的決定，必須視自體處理水分的能力而定。所以，喝水的「IQ」和「EQ」是現代人必備的常識。

如何估算「喝水量」？

有一種計算法是：「排尿量」加「無感覺水分喪失量」的和。所謂「無感覺水分喪失量」，以每公斤十西西來計算。例如：體重五十公斤的人，無感覺水分喪失量為五百西西；六十公斤，六百西西；七十公斤，七百西西等。排尿量，正常人為每分鐘一西西，故每日正常尿量為一千四百四十西西。

所以，六十公斤的正常人，每日喝水量為二千零四十西西（二千至二千一百西西，七大杯，每杯三百西西即足）。

如果有結石或痛風患者，每日排尿量至少要二千西西，若體重七十五公斤，則每日至少需喝二千七百五十西西的水。

如果有心臟衰竭、腎臟衰竭或肝硬化腹水等病人，通常尿量會減少，如尿量為四百西西，五十公斤體重，則喝水量為九百西西。

尿毒症患者，有時會怕喝水過量，導致肺水腫，此時，每日需秤量體重，若超過〇．五公斤，則每〇．一公斤需減少一百西西的水分，此法亦可作為上述方法的再矯正之方法。

《喝什麼水最健康》一書從西醫的觀點，分述水分在身體的角色，脫水時身體的變化，市售水的品牌選擇、處理「好水」的方法……，均有詳細的說明及解釋。更難能可貴的是：由中醫「氣血水」的生理現象切入，說明中醫對「水證」的觀點及病理變化。

如果希望喝好水，此書是本相當「棒」的「參考書」。閱後必有「物超所值」的感覺！

鐘文冠醫師

現任：文冠內科診所榮譽院長

鴻仁堂中醫診所院長

中國醫藥學院部聘講師

血液淨化醫學會常務理事

中西整合醫學會理事

中華中醫內科醫學會理事

曾任：血液淨化醫學會理事長

中國醫藥學院附設醫院腎臟科主任

中國醫藥學院附設醫院中西合作中心主任

推薦序

續命袪病的泉源

謝瀛華

有關水的探討相當多，但專書仍嫌不足，因此本書《喝什麼水最健康》的出版可說是文化界和醫藥界的一大盛事，相信必能帶給讀者一新耳目、洗滌身心。的確，內文讀來，條理分明，趣味雋永，再加上醫藥內容詳實，值得精心細讀。

此外，有人說，女人是水做的，其實，男人何嘗不是，甚至男人的水分比例還比女人多呢！

剛出生的嬰幼兒，體重的百分之八十是水分；成人則佔百分之六十以上；邁入老人，則減少到體重的百分之五十左右，年輕時皮膚比年老時有光澤而富彈性，就是因為水分豐富的原因。

想要保持健康的身體，就先要維持正常水分的吸收和排泄。一天最基本的水分需要，大約是二千至三千西西左右。

為什麼水分對身體如此重要呢？原來，體內所有的化學變化，都需要水的參與；代謝後的廢物，必須靠水排出體外，而血液中大部分是水，水太少，血液濃度變濃，循環不順暢，容易引起血管硬化、梗塞。所以，即使沒生病，一旦體內水分不足的狀態長久持續時，體內的運作受阻，就會形成危機。

本書內容提及「水與疾病的關係」也就是說，除了維持基本的身體所需之外，水分對於某些疾病，也有預防、治療的效果：

1. **讓肌膚變得有光澤、富彈性**：水分除了由尿液排除外，也會從皮膚蒸散出來，若任其散發而不補給，皮膚將逐漸乾枯，提早出現皺紋及老態是必然的。老年人多皺紋、少流汗，正是細胞、汗腺老化的表現。

2. **安定精神**：正常的水分，可以幫助除去體內不必要的廢物，防治動脈硬化，整腸排便，對於神經的安定性也很有幫助，所以人會覺得精神舒爽。口乾舌燥、沒有水喝時的焦急感，正反映細胞平時缺水時的脆弱與不安。

3.維持膀胱肌肉安定：平時補充水分，膀胱中時時積存適度的水，可使膀胱肌肉安定。常憋尿的人，膀胱容易受傷，即使尿量很少，也會有尿意、夜尿但尿不多，大部分是膀胱細胞老化所致。

4.促進腸胃蠕動：引起「胃、結腸反射」，不久便意就來。持續地做，很多的習慣性便秘就可以不藥而癒，胃腸細胞也不易老化。

5.維持正常體溫：體溫的調節，主要靠大腦下視丘的調節中樞。水分不足，會有體溫上升的現象，長期下來，會造成下視丘功能紊亂。

本書內容提及「人人喝好水」以及「好水超級比一比」，也就是說水質的要求很重要，潔淨的水才能使人更加健康美麗，而不潔的水，不但沒有好處，還有一大堆的後遺症。

在台灣要有純淨的水並不容易，自來水是目前最普遍的飲用水源，而自來水的水源地，不是有工業廢水、養豬廢水、農藥污染，就是垃圾污染水源；而空氣污染的結果，也已經使雨水變「酸水」，根本無法再收集飲用；此外，部分山泉、礦泉並未受良好環境保護，甚至與墓地為鄰，收集和製造的技術又不是很成熟，安全仍有顧慮。整體而言，飲用水要達到絕對安全、生飲的目的，還有一段很長的路要走。

自來水的輸水管路大多已經老舊，加上家庭水塔欠缺保養，常造成飲用水的二次污染，甚至於早期房屋內的水管仍是鉛管，不斷的釋出重金屬，無形的危害人的神經系統。如果家中又使用鋁的器具燒煮食物，危險程度將更高。因此，多看好書，了解水資源，讓您安全的獲得飲水健康，實在是刻不容緩的工作。

謝瀛華醫師
現任：台北醫學大學萬芳醫院社區副院長暨家醫科主任
台灣整合輔助醫學會理事長
台灣社區醫學醫學會理事長
台北醫界聯盟理事長
亞太旅遊醫學組織主席
中華民國旅遊醫學醫學會理事長
臺北醫學大學家庭醫學科副教授

中華民國老人健康養護協會理事長
台灣家庭醫學醫學會第八屆理事長
台北南峰扶輪社創社社長
台北泰安醫院榮譽院長
中華民國台北市紅十字會監事會監事
亞太骨質疏鬆症諮詢中心委員會主任委員

學歷：臺北醫學大學醫學系畢業、美國喬治亞華盛頓大學博士後研究、英國愛丁堡皇家醫學院老人醫學研究員

經歷：台大醫院家庭醫學科專科醫師、長庚醫院家庭醫學科主治醫師
綠杏文化事業基金會執行長、內政部老人安養委員會評審委員
考選部命題委員、國科會生物處論文審查委員
衛生署中央健保局審查委員、元培科技大學兼任教授
行政院原住民委員會教授顧問、澳門科技大學教授
北京國際醫療中心特約教授醫師

推薦序

人體不可或缺的必需品

李政育

十餘年前，國防醫學院和三軍總醫院，在成功嶺作了一項飲水與新兵中暑、新兵卒死的研究，每一位受試兵員，自起床到睡覺，前後約十六小時間，共飲下八千到一萬二、三千西西以上的水，結果，當年的這一群新兵，沒有發生新兵卒死與新兵中暑的問題。

這項結論是，一般人日常生活起居，要大量飲水，只要是水分，不管白開水，或礦泉水，或其他水分。如有大量運動的，也不需要擔心汗流太多而缺鹽，不必在白開水中加入鹽分或糖分。內臟功能正常的人，怎麼喝，也不會有問題。內臟功能不正常的人，只要還有尿排泄功能，也應該大量飲水。

不管有否運動，以何種飲水量為足夠進水量的標準呢？原則上，以尿出來尿液，像白開水一般的清白，量多而有尿出來的「快感」，不黃赤而濇痛為標準，這時候至少要飲下四到六千西西以上的水分才夠。如有運動，則更要增加。

曾有次與台北醫學院泌尿科教授江漢聲醫師，共同主持一項性與泌尿的演講會，江主任指出至少飲水二千西西，我告訴他有關國防醫學院的這份大規模研究報告之後，他也跟我一樣，自此皆改為四到六千西西以上。

市面流傳有一項錯誤觀念，認為水飲太多，容易產生中「水毒」，或「水毒動搖上逆」，所以應減少飲水量，事實上，這是對中醫病理的誤解。中醫所稱的「水毒」，為停滯於細胞外或細胞間的水分太多，或內臟與組織、肌肉、血管壁、神經鞘膜、骨膜……之間的水分太多，或肺肋膜、或心包膜、或腦脊髓膜、腦室、脊椎脊髓鞘膜……的水分異常儲留。這牽涉到細胞滲透壓、鈉鉀平衡、血中蛋白濃度、腦脊髓液回流、肺或心或腦的血管壓力、腦神經內分泌……的異常，與飲水無關。

一般人如果攝入水分太少，反而會形成腦脊髓液太粘稠，神經傳導介質亦混濁或不足、或太濃，影響到神經內分泌的分泌量與傳導速度，及大腦皮層的活動敏銳與靈敏性，人容易呆滯，反應遲頓，思考與記憶差；精細與靈巧動作、緊急反射動作差，工作成果自然差，容易有意外或判斷錯誤，或執行計劃能力亦差；容易老化、癡呆，更易腦水腫、腦血管神經病變。各種人體臟器與系統功能，皆易處於低下、遲緩、濇滯、缺乏效率與效力之狀況。

至於少飲水對腎與膀胱、攝護腺、尿道的傷害，與中樞神經相比較，那真是等而下之的事了。

要知道，尿酸是強酸，如沒有給予充分稀釋，泌尿系統雖然也有自腎臟分泌製造的上皮細胞生成荷爾蒙，不斷的給予刺激生長上皮細胞，但如果攝入水分太少，絕對極易被尿酸灼傷泌尿道，而引起發炎，甚或感染，或結石，或出血，或尿血點栓塞，形成間質性膀胱炎，痛苦異常。

也常有人會問，水污染那麼嚴重，要喝什麼水才健康，才不會傷害人體？說實在，沒有個準則，只要喝得下去，喜歡喝，經過充分滅菌的水分，不管是湯、茶、水、果汁、自然水、人工製造水，只要沒有受過工業或重金屬感染的水，統統都是好水，反而蒸餾水是最不營養的水，不能長期單獨飲用，因純水中無任何稀有元素，除非自食物上大量攝食代替，否則蒸餾水是最不宜人類大量與長期飲用的水。

人工製造的水，如果有充分運動或活動的人，除非攝飲太多，導致肥胖，否則怎麼喝，也不會有什麼特殊副作用，偶一為之，也不用大驚小怪。

更有許多人指出，不宜吃冰涼食物或飲料或冰品，這也不對，只要有充分滅菌的食物或飲料，冰涼只是口感，進入胃之後，溫度馬上與體溫一模一樣，不具特殊傷害。反而冰涼飲料，會抑制胃酸分泌、鎮靜胃與食道、口腔、舌尖味蕾的神經興奮、消除口乾舌燥與情緒暴躁。尤其接受中華飲食文化的人，更應改正一項觀念，就是冰涼食物對上消化道的潰瘍、發炎、糜爛、出血，有抑制滲出液、鎮靜潰瘍面、出血的功能，所以中醫才有「胃喜冷飲」的飲食指導。感冒或氣喘的人、月經正來的人，皆可以在含漱吞下的情形下，大量攝食冰涼飲料與冰品。

尿與口水，只要未經感染，怎麼吃皆無妨。大便浠釋出的汁液，經沈澱、發酵之後，去掉上層屎菰之後的澄清液，中醫稱之為「黃金液」，具有天然抗生素，與精蛋白、酵素，是非常佳妙的清熱解毒、治瘡痛與糜爛、中毒的飲料，也是極佳的飲料來源。

更有許多的特殊飲料來源，例如竹瀝、椰子汁、旅人蕉、香蕉樹幹或根的汁液，或各種花草樹木的花、葉、莖、皮、根、果實所煮煉的飲料，皆各有其療效，這就必須請教中醫師才行，可能對個人健康情形，設計簡單、可口、好入喉有藥效的飲料，長期飲用，自見功效，但最好是以能當飯吃，而不會有副作用的藥物為佳。

總之，水是人體必需品，與空氣相同，是人體至寶，最滋補的、最便宜的，不可或缺的東西，應學習多攝食。敬此拉雜一堆，敬請諸讀者惠正。

祝大家健康快樂！

李政育醫師
國立政治大學新聞系畢業，民國六十七年中醫師特考及格。
曾任：1.新加坡同濟中醫研究院特約講座教授

2.中華民國中西結合神經醫學會理事長

現任：1.育生中醫診所院長

2.中華民國中西結合神經醫學會榮譽理事長

3.遼寧中醫學院與遼寧中醫研究院客座教授、高級研究員

著作：中西結合中醫腦神經治療學等四十餘本。

喝什麼水最健康

CONTENTS

第一章　進入水世界

第四章 人人喝好水

第六章 安心喝好水

CONTENTS

第一章
進入水世界

- 解讀身體密碼
- 快樂的長途旅行
- 小兵立大功

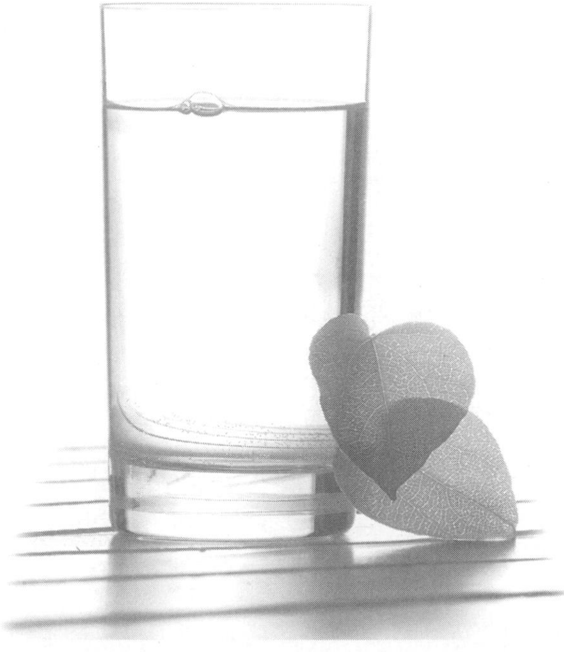

解讀身體密碼

你相信生命是一個水容器嗎？

不要懷疑，地球上所有生物都是由細胞組成的，而成為生命基礎的細胞，正是浸泡於水中才得以生存，因此，生命體中一定要有水的存在。

回顧最原始生命的誕生，即是始於海洋，在海洋中誕生的單細胞生物因水而獲得營養，得以繁殖、壯大，進化成各式各樣的海中生物，許多生物甚至步上陸地；然而，無論生命演化成哪一種種類，水分依然在其中佔據最大的分量。我們的身體能夠發揮呼吸、消化、自律神經等作用並加以維持，均源於每個微小細胞都擁有舒適的生存條件，而這個條件正是和以前在海洋中生活的單細胞生物一樣——維持「浸泡於水中」的狀態。

因為要維持這種狀態，不同生物都會盡力維持本身水分的比重，例如水母等低等水棲動物，水分含量即高達百分之九十五至九十九；生活在海中的魚貝類，也有百分之四十二至八十五是水；即使是生活在陸地上的植物中，水分亦佔了百分之五十至七十五。那麼，同為生物的人類，體內又含有多少水分呢？

不可思議的比例

在我們的身體中，水分就佔了百分之六十左右。即使是女性，也佔了百分之五十四以上；倘若是嬰兒，更高達百分之七十至八十。因此我們可以說，不但「女人是水做的」，所有人都是水做的。

如果仔細剖析水分在人體各組織所佔比例（即組織含水量），得到的結果更是嚇人。在我們的血液中，水分就佔了百分之八十三，在腎臟中亦佔同樣比例；在肺與心臟中各佔百分之八十，在肝臟佔百分之六十八；連大腦都含有百分之七十五的水。更令人吃驚的是，看起來和水沒什麼關係的肌肉和骨頭，水分也居然各佔了百分之七十六與百分之二十二。

由此看來，生命就像是水的聚合體。正常的人體功能，正是建構在體內水分的平衡上。我們需要水分來幫助消化、清除廢物，也需要水分潤滑我們的關節和眼睛，更需要水分調節我們的體溫……，雖然水分不是營養素，但我們可以幾週不吃東西、不攝取任何營養素，卻不能幾天沒有喝水。專家指出，人體如果失去體重的百分之十五至二十的水量，生理機能就會停止，進而導致死亡。以一個體重六十公斤的人為例，十天不喝水就可能得去見上帝了；當然，隨著各人身體狀況不同，與上帝的死亡約會還可能提前。

因此，儘管水分始終是生命中的「過客」，不會永久停留在我們體內，而是時時不斷交換，但我們的身體絕對少不了它。

●水分的補充

也許有人會懷疑，好幾天不吃飯也不會餓死，怎麼可能會渴死？的確，我們可以幾天不吃飯，甚至幾天不大便也沒關係，但你可以想像幾天都不尿尿嗎？不可能吧！一個人如果真的三天沒有小便，恐怕性命已危在旦夕。就算不考慮膀胱問題，流汗也會排出水分，呼吸也會排出水分，甚至連糞便中都含有水分，在這樣水分不斷從身體流失的狀況下，卻不想去補充水分，怎麼可能不嚴重脫水？

人體水分流失的量，遠比我們想像的驚人。以一個飲食含鹽量低、運動量少的普通成年人為例，其水分每日排出量約有尿液一千三百五十西西（由腎臟排出），糞便中之水分有兩百西西（由腸道排出），呼吸之水分（自肺部呼出）與汗液（自皮膚蒸發）各有四百西西，合計達二千三百五十西西。如果他在一天內所補充的水分，遠不及自腎臟、腸道、肺與皮膚所排出的水分總量，身體運作就會出現異常。

因此，最理想的狀況，就是我們身體流失了多少水，就要盡快補充回來，像運動後大量流汗，迅速補充水分就是正確作法。以前例來看，一天身體流失二千三百五十西西的水分，除了體內本身可藉由營養素氧化（例如葡萄糖經氧化作用的最終產物就是水分）產生的二百五十西西水分補充之外，還應藉由飲食補充其他的二千一百西西，才能滿足身體基本需求。

●細胞內液與細胞外液的平衡

在我們體內的水，有三分之二是「細胞內液」，其中以鉀、蛋白質和磷酸鹽為主要電解質，由於水分大量貯存於細胞內，因此說細胞像個蓄水池並不為過。至於另外三分之一則是「細胞外液」，除了組織細胞與細胞之間的組織液外，還包含由淋巴系統運送的淋巴液，以及在血管中循環的血液。由於體內各器官都需要血管灌注以提供運轉所需養分，而血管中又必須有足夠的水分才可維持灌注量，因此細胞外液又有百分之五在血管中。

細胞外液內主要電解質為鈉、氯和重碳酸鹽，尤以前兩者最為重要：鈉的主要功能是調節組織液的酸鹼度，以及維持人體滲透壓（參見註）的平衡；氯的主要功能是維持紅血球陰離子濃度的平衡（利於運送二氧化碳），並和氫形成胃酸（鹽酸）以促進消化；而鈉和氯的合作產物——鹽（氯化鈉），更間接影響人體水分的含量。

我們體內六十兆個細胞，每一個都有聰明的士兵——「粒腺體」駐守，它會將某些不宜進入細胞的物質阻擋在「城牆」（細胞膜）外，而將適合「入城」的物質運往細胞內。例如大部分的鈉離子被阻擋於細胞之外，大部分鉀離子卻被收置於細胞之內，而存在於細胞外液中的鈉離子，就與藏於細胞內液中的鉀離子維持一定濃度的平衡，如果鈉太多鉀太少，就會導致肌肉無力，所有器官都會因為肌肉工作效率降低而導致運作不良。

由此可知，只有藉由細胞外液與細胞內液間物質的平衡，細胞的運轉功能才能完整發揮，體內各器官組織才能正常運作。

〔註〕

基本上，滲透壓是一種物質濃度的調整，某一方物質濃度高，壓力就會大，此時物質就會由壓力大的一方滲透至壓力小的一方，以取得雙方的平衡。

在體內所有細胞膜的內外兩側，都存在著一種固定電位——裡面的是負電荷、外面的是正電荷，以維持細胞功能的運轉。如果細胞內外電位失去平衡，某一方面電解質濃度增加，就會形成滲透壓，使細胞膜具有滲透性，讓電解質由濃度高的滲透至濃度低的地方。這種電解質濃度的調整，大部分是由在細胞外液中的鈉離子帶頭。

當身體缺乏水分與鹽分（電解質）時，血液流量會減少、濃度增加，此時大腦會分泌抗利尿激素與腎上腺皮質素，增加腎臟內的收集管（由許多腎小管聚積而成）壓力，使其中水分和鈉離子滲透管壁上的細胞膜，再透過淋巴液送往血液，調整體內水分和電解質。

快樂的長途旅行

●水在人體內的行程

如果把我們喝下肚裡的水比擬成出國旅遊的觀光客，可以知道它在我們體內的行程嗎？我們不妨來看看。

首先是出發。出發地點當然不是機場，而是我們的「大嘴巴」。由口進入的水會順流而下，快速通過食道進入消化器官中。在這段旅行途中，胃部吸收的水分非常稀少，絕大部分都是透過小腸與大腸黏膜吸收。

接下來，重頭戲開始了。水分和營養素透過淋巴液送入血液中，成為血液的主要組成分子，然後注入靜脈被送往心臟。透過心臟這個轉運站，血液「轉機」由動脈送出，再經由血管分支輸送至身體各個角落，有些水分連同氧氣和營養素被肝臟等器官組織細胞接收，作為器官運作的基礎；有些水分則被送到指尖等末端組織，形成滋潤組織細胞的組織液。

這個補給過程重點在於血管內外液體的平衡。血管內的血漿蛋白，會將血管外的液體吸引到血管內，這種吸引力量稱為「膠體壓」（oncotic pressure）。在動脈系統的微血管中，血壓比膠體壓高，因而血液中一部分的水、氧氣和營養素，會被推擠到血管外的組織液中，供應「飢渴」的組織細胞營養；相對的，在靜脈系統的微血管中，膠體壓比血壓高，因而細胞會將「打包好的垃圾」——欲交換的水分、二氧化碳和老舊廢物，由細胞中溶解到組織液裡，再被吸引到血管中進入血液循環系統，送往腎臟處理（倘若食物中缺乏蛋白質而導致血漿蛋白不足，使膠體壓減弱，無法將含有廢物的組織液吸引回血管，水分就會積存於組織細胞之間形成浮腫）。

腎臟是人體水分的控制中心，專門負責處理水分的分佈、電解質的均衡和酸鹼的平衡。它有一套被稱為「腎元」的過濾系統，正常人每個腎臟約含有一百三十萬個腎元，而每個腎元又由含有一簇小血管的腎小球和腎小管組成。在腎小球中，血球、大分子蛋白質和一些血液中應含有的水分會被留住，其餘則進入腎小管，再由它決定有哪些成分能重返血液循環系統，哪些成分必須變成尿液排出。經過謹慎選擇後，某些電解質等身體需要的物質，會由組成腎小管的上皮細胞吸收，重新送回血管；相對的，廢物如尿素、肌酸酐和尿酸，以及多餘的鹽分、水分和鈣質，則會留在腎小管內形成尿液。因此我們可以說，腎臟既是過濾血液的「淨化廠」，也是製造尿液的「生產廠」。

留在腎小管內的尿液，會從其末端排出進入輸尿管，再抵達膀胱並儲存於該處。當膀胱的神經偵察到倉庫擠不下「貨物」時，就會向大腦發出尿尿的訊號，我們遵從訊號指示排尿，水的旅程才終告結束。

水的其他出口

不過，雖然上述過程是水分的既定旅遊路線，但並非所有的水都會按照導遊安排的行程，乖乖的變成尿液出去。一般來說，經腎小球過濾至腎小管的液體，平均每日僅有七百至一千四百西西左右（視性別、體重、飲水量等而定，也許還會較多），這比我們所攝取的水分少了許多，那麼，其他的水又是跑哪兒去了呢？

人體結構是非常微妙的，有些水分會被當作其他用途，從其他出口排出。例如食物中大部分的營養都是在小腸內被吸收，進入大腸沒被吸收的是纖維素、水和電解質（如鈉）等，當這些東西經過大腸時，又會再經歷一次吸收，只剩下廢物和不到百分之十的水分。為什麼要有一些水留下來呢？因為，如果一滴水也沒有，廢物形成的糞便就會硬繃繃得像塊石頭，根本無法排出，所以我們的大腸會自動安排一些較差勁的旅客提早出境。然而，一旦身體需要大量的水分或體內水分減少時，大腸就只得拚命吸收水分，如此糞便就會變得乾硬，形成讓人痛苦不堪的便秘。這時，醫師或營養師都會建議大家多多攝取纖維素，其中之一的理由就是因為它可以吸收水分，使糞便保持濕潤；不過，倘若體內真的缺水，補充足夠的水分才是根本之道。

為了維持一定的體溫、使皮膚保持濕潤，並排出難容於尿液中的不必要物質，水分也會藉由體表蒸發的方式排出，這就是我們一般所說的流汗。此外，我們的肺部會經由呼吸，以水蒸氣的狀態流失水分，這可從冬天時我們的口鼻中會呼出白煙看得出來。這兩種排出水分的方式雖非主要，但也佔了水分總排出量約三分之一。

小兵立大功

在這裡，我們要先了解什麼是「新陳代謝」。所謂的「新陳代謝」，就是我們將碳水化合物、蛋白質、脂肪和其他所吃的食物加工處理，轉化為熱量和人體組織結構，並產生熱能、二氧化碳、水和廢物的過程。新陳代謝產生的熱量，可用於進行人體內基本的化學轉換和肌肉活動；至於代謝後產生的熱能，則有助於保持體溫。

由以下水在人體中的功能來看，我們就可以明白，為什麼水分對於新陳代謝是如此重要。

溶解營養素

水分是極佳的溶劑。當食物經由食道蠕動送至胃部，再經「攪拌機」切成小碎塊之後，就會進入主要的吸收地點——小腸。在這裡，消化液將食物小碎塊分解成很小的微粒，使它們溶於水中，其中有營養的部分，就會被小腸黏膜吸收，再送入血液循環。

含有營養的溶液一進入血管，就成為血液中的重要組成分子。藉由水分的幫助，血液可以輕易運送營養素及氧氣至全身各處，這就像經由水量大的河流運送貨物到各個指定地點一樣。然而，如果血液中水分減少，血液就會很難流動，無法順利循環，這就有如河流航道淤淺，貨船無法順利運送一樣，各組織無法獲得充分的氧氣和營養，此時身體就會敲響動脈硬化及心臟病等疾病的警鐘。

清除老舊廢物

如果把每一個細胞當作一個河邊小島，小島不可能只收補給品，吃完一頓飯總會有一些殘渣垃圾和餿水吧！所以細胞會在收下補給品同時丟出垃圾，維持本身的乾淨，以繼續賣力工作。

由於細胞裡的廢物和營養素一樣都可以溶於水，因此，細胞會藉由需替換的老水之助，將老舊廢物、毒素送入血液中，再到達腎臟、腸道、肺臟與皮膚排出體外。倘若廢物不能順利排出，細胞裡外的垃圾就會越來越多，越來越難接收維持運作的補給品，等到有一天細胞撐不下去了，就會正式宣告壽終正寢；而且，在「髒亂的環境」下，即使沒死的細胞仍勉力維持，但在工人減少和餓肚子工作的情況下，身體機能也會越來越不正常。

●調節體溫

我們都知道，夏天很容易流汗而冬天卻不會，這是因為當我們的皮膚感受到外界溫度過高時，體內的水分會自動調節體溫，保持在攝氏三十六點六、七度之間，即使外界的溫度再高，體溫都不會上升；相反的，無論外在環境如何寒冷，體溫也不會下降到讓人血液凍結。

要了解水分是如何調節體溫，可以先想像煮一壺開水。當水煮沸後熄火，開水不會馬上降溫，這就是水的「貯熱」功能；然而，當我們打開水壺蓋子，讓水蒸氣向外界逸散，在空氣中蒸發，水壺中的水就會慢慢變涼。同樣道理，當天氣冷時，我們體內的水就拚命發揮「貯熱」功能，能少流汗就少流汗；反之天氣熱時，大量汗水排出體外蒸發，就可以避免體內過熱。

事實上，水是很難自己蒸發的。熱水壺之所以能冒出水蒸氣，重點在於先前的加熱過程，也就是能源；同樣的，我們體內儘管很熱，但也需要「能源」——熱量轉化成熱能，才能送出汗水蒸發。一般來說，身體約有百分之二十五的熱能由肺臟與皮膚排出，每公斤汗液的排出約可消耗六百大卡，因此專家建議大家透過運動大量流汗來減肥，是有道理根據的。

然而，如果只是透過瘦身中心的輔助器材排汗，就只能減輕體內水的比重，而無法徹底消耗體內多餘的熱量，所以有人回家後多喝幾杯水就立刻胖了回來，因而誤以為自己「喝水也會胖」，這種錯誤的觀念，實在應予矯正。

參與體內物理、化學反應

前面說過，水有溶解營養素和清除老舊廢物的作用，因此水分是所有體液的必要成分，從消化液、血液到淋巴液等組成中都有水的存在。所有體內細胞的物理改變（如反覆不斷的吸收營養素、排出廢物），都發生在含有水分的體液中。

此外，藉由消化液等體液功能，水分也參與體內重要的化學變化。例如我們喝下一杯牛奶，其中的蛋白質成分並不能直接被人體吸收，必須藉由胃液、腸液和胰液中的蛋白酶，分解為人體所需的各種胺基酸，溶解於水中注入血管，才能提供細胞吸收使用。

潤滑器官組織

水分同時是身體的潤滑劑，由水分組成的黏液，可以在腸胃消化道、呼吸系統、泌尿生殖系統等器官形成一層保護膜，保護器官運作。例如覆蓋於肺表層和胸壁之間的胸膜，含有稀薄且具潤滑性的液體，使呼吸時胸腔內的肺臟易於活動；此外，呼吸道中的黏液可以保持適度濕潤，吸附外來細菌、灰塵及其他異物，避免呼吸道受感染。

水同時具有極佳的緩衝作用，例如肌肉和肌腱與骨骼之間，有一個黏液囊，其中含有大量水分，可以減少活動時的摩擦。這種黏液囊非常重要，光是在身體一側就有七十八個。如果黏液囊發炎，無法發揮正常功能，我們就會有關節痛、活動不便的困擾。

基於以上種種功能，因此，為了讓身體機能正常運作，請重視水的存在。

第二章

中西醫看體液

- 由中西醫觀點看疾病
- 從中醫的「津液」出發
- 中醫對津液的看法
- 西醫對體液的看法

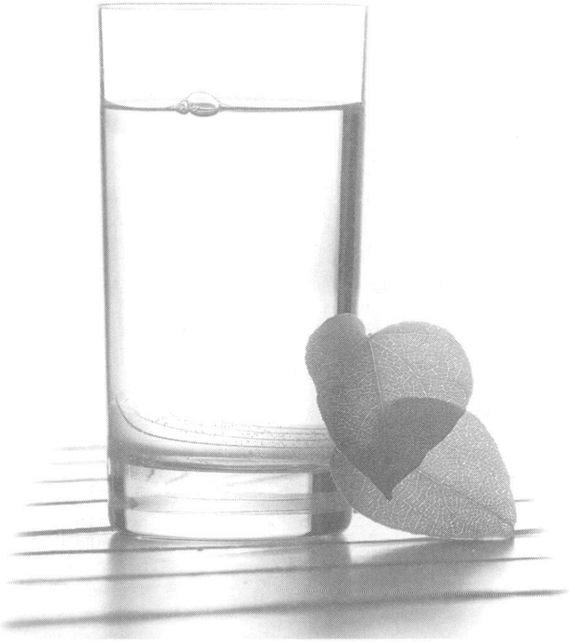

由中西醫觀點看疾病

●中醫對疾病的觀點

擁有數千年歷史的中醫，是老祖先留給我們的珍貴遺產。中醫的理論依據另有一套完整系統，雖不像西醫那麼容易理解；但長久以來中醫所累積的臨床醫學經驗，使其治療效果經常出人意料之外。近年來，隨著大陸、日本等地陸續進行研究，使中醫逐漸受到全球醫學界的重視，例如從中藥藥材裡提煉出的抗癌藥物，就頗受西方醫學界期待，許多患者也嘗試以中醫作為另一個治療的選擇。

中醫治療，主要是從患者的整體來思考。以血糖值過高為例，西醫很快會診斷為糖尿病或腎臟發炎；但中醫會認為這是體內臟器全部失衡，然後以此為著眼點，嘗試與其他發生的症狀相配合，列出幾種可能的「證候」，再探究根本原因「對證下藥」，因此中醫療效也不差，且整體調養效果較佳。另外，中醫特別注重防患於未然，所以自古就有藥膳養生的觀念，讓沒有疾病的人食用添加藥材烹調的食物，以達到預防疾病的效果，這與西醫遇有疾病才下藥大大不同。

不過，中醫也不是不會遇到問題，像某些系統性疾病和早期的惡性疾病如癌症，一開始可能沒有或僅有輕微的症狀，如果一定要堅持中醫的辨證論治，而不及早採用科學化的儀器檢查，就可能會延誤治療先機。

●西醫對疾病的觀點

西醫的歷史雖然沒有中醫悠久，卻發展出非常清楚的理論脈絡，由科學化的解剖學徹底分析人體各器官組織功能，比起中醫的臟腑、經絡理論讓人容易理解；加上有科學化的儀器輔助，讓西醫的診斷有了令人更信服的數據。而且，西醫在科學技術方面確實是遙遙領先中醫，許多以前被視為棘手的問題（例如腦部手術），也在西醫積極的開發新技術下獲得解決。

西醫的作法，是由人體各種症狀找出疾病，再以藥物或科學儀器針對個別症狀予以綜合治療。例如中醫認為感冒是受了風寒所致，因此下藥以驅除風寒為主；而西醫就會針對不同感冒症狀，如流鼻水、咳嗽、發燒等給予不同藥物。由於針對症狀多管齊下，因此西醫的療效比中醫快很多。

不過，這種針對個別症狀給藥的作法也有其缺點，例如西醫對於與血液循環不良有關的經痛，開立止痛劑、消炎藥以緩解症狀，自然無法完全根治。某些藥物也有其副作用，如引發過敏、依賴性及多種藥物併用的危害等。此外，西醫的科學檢驗儀器也不是個個臻於完美，根據美國的醫學報導，許多因急性心臟病死亡的人，先前所做的心功能檢查往往是「正常」的；但從中醫的脈診來看，這些病人早就該治療了。

由此看來，中西醫各有其缺點，也各有其優點。儘管大部分人對中、西醫各有偏好，但若能結合二者優點以互補其缺點，則更能針對確切的病因予以適當治療。因此，當我們探索體液與疾病之間的關係，不能只從單方面來看，必須結合中、西醫兩者觀點，才能有全盤的了解。

本章嘗試從中醫傳統的「津液」觀點出發，列出唾液、痰、鼻涕、汗、尿、糞便、月經、精液、全身浮腫這九個觀察體內津液（體液）的重點，先以中醫觀點說明，再從西醫角度做另一方面陳述，期使讀者對於體液有完整的了解，進而能正確觀察自身體液的變化，及早發現身體異常現象。

從中醫的「津液」出發

●什麼是「津液」

人體內的正常液體，可以細分為兩種，其中既輕又稀薄的稱之為「津」，有黏性的則稱之為「液」。前者功能是給予身體組織、器官滋養，並經常補給血液中的水分，使血液維持適當的濃度；後者功能則在於彌補前者的不足，同時補充骨髓液、關節潤滑液、維持皮膚濕潤等體液。

因此，有一種說法是「津」屬陽、「液」屬陰。「陽」就是表現、活動、發展，「陰」則為潛藏、統一、調節，只有二者互相利用或轉化，合而為一環繞全身，滋潤五臟六腑，身體機能才可以正常運作，故一般中醫認為不必特別區別這兩者，而乾脆總稱之為「津液」。

簡單來說，「津液」其實就是體內所含各式各樣作用的綜合性的「水」，它包含了西醫所謂的血液、細胞內液、唾液、組織液、胃液、消化液等。因此，中醫的「津液」與西醫的「體液」觀點在某些方面來說是共通的。

●「津液」由誰掌管

中醫認為，津液是由五臟中的「脾」、「肺」、「腎」，以及六腑中的「三焦」所主控的。五臟代表五種內部充實的臟器——肝、心、脾、肺、腎，它們儲存生命的精華、氣血和體液，依西醫來看，它們是維持人體能量製造與新陳代謝的主要器官；六腑則是代表六種中空的器官——膽、小腸、胃、大腸、膀胱和三焦，它們在原料和廢物的運輸上扮演著重要角色。

中醫所說的「脾」，不是指腹腔中的脾臟，而是人體消化吸收再轉化的功能，它象徵胰液中多種消化酶作用、胰島素與血糖轉換等關係，因此，中醫的脾有消化吸收、造血、調節水分、平衡電解質等功能。

至於「肺」，則象徵著體表溫度、基礎代謝與上呼吸道的關係，其功能在於調整呼吸器官及皮膚的機能。當我們的身體出現了感冒症狀，例如鼻塞、流鼻水等，中醫就認為是肺受了風寒侵犯，而使機能受損。

「腎」是中醫最為重視的一環，一來它是體內支配水的系統中心（腎臟疾病經常會引起體內電解質的紊亂，導致水分失衡）；二來它是製造及儲存內臟全部精氣的重要部位。通常女性在十四歲、男性在十六歲左右，腎精（可說是人體的能源，從西醫來說就是荷爾蒙）就會充盈，同時促進性機能的卵子或精子加以製造，所以男性一旦腎精虧虛，就會造成陽萎、早洩等現象。

至於「三焦」——上焦、中焦和下焦，是較為抽象且功能性的觀念，因為在人體生理解剖上並沒有這個器官的存在。所謂「上焦」，是指人體橫隔膜以上的心、肺功能，以及循環和呼吸的功能；「中焦」則位於橫隔膜與肚臍之間，涵蓋了脾、胃、肝的消化和吸收功能；「下焦」則是肚臍以下，包括腎、膀胱、大腸等統合排泄的功能。簡單來說，三焦象徵了人體呼吸、消化和排泄三種功能的協調作用，如果三者不能同心協力，身體就會出毛病。

藉由脾、肺、腎及三焦等臟腑器的調節，我們喝進肚裡的水分化為所謂的「津液」滋潤全身，再經由新陳代謝，將用畢的津液轉變成汗水和尿液排出體外，由此可知，中醫是以整體性的觀點來看待體內的水分。

●「津液」是身體健康的指標

一旦津液不足或失衡，氣血運行往往產生障礙，這時身體便會出現各式各樣的信號，例如皮膚乾燥、皺紋增加、嘴唇乾燥並產生裂痕，甚至連嘴巴、喉嚨、鼻子都很乾燥，以及視力模糊、便秘、尿量少等症狀；此外，倘若肺經的氣血不順，肺液不能藉由呼吸和排汗方式，順利將含有廢物的水分排出體外，而使水分滯留於體內，就會形成浮腫。

觀察這些基於水分調節所發出的訊號，對於檢查自身健康狀況有很大幫助，因此津液可說是身體健康的指標。如果身體哪一類水分調節有異常現象，就可能是相關臟器出了狀況。這種檢查體內津液的作法，能在罹患嚴重疾病之前就先發現身體異常，並檢查出全身相當多的疾病；更重要的是，任何人都可以進行簡單的檢查，了解全身狀態，藉此尋找真正的「治本」方法。

中醫對津液的看法

●唾液

在中醫神奇的望診中，舌診佔有重要一席之地，其重點之一即在於唾液的觀察。健康的人口腔內自然濕潤，倘若口裡有苦或甜的感覺，就表示體內失衡。從唾液所顯示的狀況，搭配其他產生的症狀，就可以找出身體真正的毛病。

一、口中發黏：

舌苔呈現黃色，有輕微的下痢情形，而且身體經常感到疲倦、想睡覺。中醫稱為「寒濕困脾」，這表示脾臟被濕氣侵犯。

二、口渴：

1.尿液呈現黃色、腰背有疲倦感，性慾減退、有時會有遺精現象，整個人感覺很焦躁、睡不著。中醫稱為「心腎不交」，這表示心與腎功能未能平衡，心臟無法得到補養，故而發生上述症狀。

2.舌頭感覺很粗糙，胸部有一陣陣的煩熱，心情很焦躁、往往睡不著，尿液呈現紅色且帶有濁熱感。中醫稱為「心火亢盛」，這表示支配血脈的心能源過多，津液卻不足，而產生發熱狀態。

3.舌頭乾燥、發紅，眼睛也很乾燥、視力模糊，有頭痛、暈眩、耳鳴現象，並且還會睡不著、健忘。中醫稱為「肝的陰虛陽亢」，這表示肝的基礎物質不足，造成氣血無法順利流通。

4.舌頭與眼睛都會發紅，有嚴重咳嗽，有時甚至含有血痰，胸部也會隱隱作痛。中醫稱為「肝火犯肺」，這表示肝臟發炎引起支配呼吸系統的肺部失調。

5.嘴巴、鼻子都很乾燥，乾咳、頭痛、發燒、胸痛。中醫稱為「燥邪犯肺」，這表示身體罹患某型感冒。

6.乾咳、聲音沙啞、全身消瘦。中醫稱為「肺陰虛」，這表示肺的水分調節機能不良。倘若症狀惡化，還會血痰、發燒。

7.不想喝水，臉色經常不太好，肚子很快就有「撐」的感覺，全身疲倦、想睡覺。中醫稱為「脾胃虛弱」，這表示脾與胃未能平衡，二者功能減弱。

8.有口臭，尿液呈現黃色，喜歡喝冷飲，而且有便秘傾向，容易產生口腔炎。中醫稱為「胃熱」，這表示胃部有輕微發炎現象，與脾有密切關係。

9.口舌容易形成潰瘍，喉嚨會痛，尿液呈現紅色，整個人感覺很焦躁。中醫稱為「小腸實熱」，這表示小腸發炎。

●痰

觀察痰的時候，要特別留意痰的顏色、濃淡、氣味，以及是否容易咳出。

一、黏痰：

1.一般中醫稱為「燥邪犯肺」，這表示身體罹患某型感冒。

2.痰有黏性且呈黃色、不易吐出，舌頭呈現鮮紅色，喉嚨痛、頭痛，鼻塞、流鼻水、發燒，有咳嗽、氣喘現象，尿液呈現紅黃色。中醫稱為「風熱犯肺」，這表示身體罹患另一型感冒。如果症狀惡化，痰還會出現濃臭味道。

二、痰清又淡且含有泡沫：

舌頭有白苔，鼻塞、流鼻水，有咳嗽、氣喘現象，身體忽冷忽熱。中醫稱為「風寒束肺」，這表示身體罹患某型感冒。中醫認為肺是很敏感的內臟器官，一旦被寒冷的外氣所侵犯，就會產生這些不適症狀。

三、血痰：

1.有口渴症狀。中醫稱為「肝火犯肺」，這表示肝發炎引起支配呼吸系統的肺失調。

2.痰少但會咳嗽，有時也含有血痰，聲音沙啞，有腰痛或背痛，稍微一運動就立刻喘氣不已。中醫稱為「腎陰虛」，這表示肺和腎的基礎物質不足。由於容易引起種種病症，故有這類症狀應及早和醫師商量，最好能接受西醫檢查。

四、白痰：

有白色舌苔、長期咳嗽、沒有力氣、整個人食慾不振、有肚子脹或下痢現象。中醫稱為「肺脾兩虛」，這表示肺和脾的基礎物質不足而未能平衡，由於養分無法順利運輸，所以水分會滯留於體內形成白痰。

●鼻涕

鼻子是通往肺臟的入口，為了預防肺部疾病，必須要了解鼻子的狀態。

一、鼻塞又流鼻水，痰清又淡。中醫稱為「風寒束肺」，這表示身體罹患了某型感冒。

二、鼻塞、流鼻涕，而且出現黃色有黏稠性的痰。中醫稱為「風熱犯肺」，這表示身體罹患了另一型感冒。如果症狀惡化，痰還會出現濃臭味道。

●汗

對應外界溫度而適當流汗是正常的，但若汗水流個不停，就會大量消耗體力，津液也會隨之劇減，因此中醫對於流不停或沒有運動而流的汗水，特別重視，分別有自汗與盜汗之症候，及其不同之治法與飲食習慣的要求。

一、汗水流不停：

1.臉色蒼白、呼吸快速，胸部跳動得很厲害，全身有倦怠感。中醫稱為「心氣虛」，這表示心機能逐漸減退。如果減退程度輕微，只會滲出少量汗水；反之很嚴重時，就會不停的大量發汗，而導致津液過度排出的危險。

2.舌頭呈現紅色卻很乾燥，有頭暈、暈眩及耳鳴現象，心怦怦的跳，無法鎮靜下來，且有失眠傾向。中醫稱為「心陰虛」，這表示體內血液不足，在大量輸血後或精神太勞累時便會產生這種現象。

3.口渴、乾咳、聲音沙啞，也有血痰，到了下午還會發燒。中醫稱為

「肺陰虛」，這表示肺的水分調節機能不良。

4.口渴、面頰發紅、胸部有灼熱感，暈眩、腰部和膝蓋沒有力氣，男性有時會遺精，女性則有生理不順的現象。中醫稱為「肝腎陰虛」，這表示腎臟已有所不適。

5.口渴、輕微發燒，男性精液減少，女性月經量少或有延遲現象。中醫稱為「腎虛火旺」，這表示腎的基礎物質不足，體內津液減退。

二、冒冷汗：

手腳發冷，像氣喘一樣的呼吸短促。中醫稱為「腎不納氣」，這表示腎和肺臟出了毛病。

●尿液

尿液在西醫方面是必要的檢驗項目，當然中醫也很重視，只不過中醫較重視尿液的顏色、分量及氣味等。其實，無論是古代還是現代，尿液都是全身水的指標，由其取得的資料均可作為診斷依據，因此自然容易成為測量的對象。一般來說，正常尿液是幾近透明的淡黃色，沒有懸浮物或沈澱物，氣味也不強烈；有時基於飲食或服藥因素，尿液顏色會暫時改變。然而，如果長時間出現異常現象，就要特別注意有無其他症狀以利觀察。

一、尿液呈現黃色：

1.口渴、性慾減退、有焦躁感，並有失眠傾向。中醫稱為「心腎不交」，這表示心和腎未能平衡，也是腎的基礎物質不足，津液減退所致。

2.口渴、有便秘現象。中醫稱為「胃熱」，這表示胃部與胃經有熱或餘熱未盡，與脾有密切關係。

3.口苦、耳鳴，有時會流鼻血甚或吐血，眼睛和臉部都會發紅，頭痛相當劇烈。中醫稱為「肝火上炎」或「上焦頭目風熱」，這表示肝的火氣過多而引起發炎。

二、尿液呈現紅色：

1.口渴、有噁心感、腹部脹滿，有時還會發燒，全身有強烈的疲倦感，體色變黃。中醫稱為「濕熱內蘊」，這表示脾臟失調，亦即脾臟受濕氣侵犯。

2.口渴、喉嚨痛。中醫稱為「小腸實熱」，這表示小腸經與小腸腑有熱邪或餘熱未盡，或熱灼津液。

3.尿液呈現微紅黃色且排泄時間短，有黃色的痰，咳嗽、流鼻水或鼻塞。中醫稱為「風熱犯肺」，這表示身體罹患某型感冒。如果症狀惡化，痰還會出現濃臭味道。

三、尿液的顏色透明清澈，但排尿時間偏長：

1.全身發冷（特別是手腳冰冷）、容易下痢，臉色蒼白、精神萎靡，膝蓋和腰部沒有力量且容易跌倒，有暈眩、耳鳴現象，男性又有早洩、陽萎的傾向。中醫稱為「腎陽虛」，這表示腎的能源不足 除了性行為過多導致外，天生體質虛弱、老化現象迅速蔓延，及患有慢性病的人，也容易出現這類症狀。

2.經常排尿（頻尿），尤其晚上次數特別多；臉色蒼白、聽力減退，腰、背部沒有力量，男性還有夢遺或早洩的現象。中醫稱為「腎氣不納」，可說是輕度的腎陽虛，不過其身體並沒有發冷。

3.排尿次數多、小腹發脹且隱隱作痛。中醫稱為「小腸虛寒」，這表示小腸不適，也是脾和胃的能源不足。

4.有頻尿、尿失禁或殘尿感（遺尿）。中醫稱為「膀胱虛寒」，這表示腎的能源不足，而導致膀胱呈冷虛狀態。

四、尿液顏色污濁：

有時還帶有血絲或排出如沙一般的懸浮粒，排尿次數多但排尿不順，有時排尿還會疼痛。中醫稱為「膀胱濕熱」，這表示膀胱被濕氣所侵犯，而有輕微發炎或出血現象。

五、排尿量少且全身浮腫：

1.臉色不佳，有倦怠感；沒有食慾，但一吃東西肚子就會立刻發脹，有下痢傾向，但糞便沒有臭味。中醫稱為「脾氣虛弱」，這表示身體無法順利輸送水分，導至尿量減少，進而產生浮腫現象。

2.下半身浮腫最為嚴重，痰雖淡量卻多，並有咳嗽、心悸、氣喘、手腳冰冷、腰部疼痛等現象。中醫稱為「腎虛水泛」，這表示腎的能源不足，所以症狀常會波及心肺。

糞便

糞便是由水分、食物殘渣、死掉的腸內微生物所構成的，而糞便的顏色、氣味正反應這種構成物的狀態。健康的糞便顏色呈黃色，臭味也比較少，排出後會浮在水面上。此外，糞便排出的方式，亦即有無便秘和下痢情形，也是觀察的重點。

一、糞便乾燥：

1.本身又有打嗝、口渴現象，肚子雖餓卻沒有食慾、食量減少。中醫稱為「胃陰虛」，這表示胃的基礎物質不足，使其功能停滯。

2.有便秘傾向，口渴又有口臭，尿液呈現黃色。中醫稱為「胃熱」，這表示胃部與胃經有熱邪感染或餘熱未盡的現象。

二、糞便帶血：

本身食慾不振、臉色不佳、全身睏倦，有時皮下會出現血斑，女性甚至有時會異常出血。中醫稱為「脾不統血」，這表示脾臟的統血機能減弱。

三、有下痢情形：

1.輕微的下痢便，肚子脹滿、沒有食慾，口中發黏。中醫稱為「寒濕困脾」，這表示脾臟被濕氣侵犯，所以全身都會發冷。

2.糞便不會臭，排尿量少，一吃東西肚子就馬上發脹。中醫稱為「脾氣虛弱」，這表示身體無法順利輸送水分，所以排尿量減少，進而產生浮腫。

3.尿液清澈。中醫稱為「小腸虛寒」，這表示小腸不適，也是脾和胃的能源不足。

4.腹部會痛，排便後很不舒服；肋骨的側邊腫痛，胸部鬱悶、精神沮喪，很容易大發脾氣。中醫稱為「肝氣鬱」，這表示肝有損傷引起肝炎症狀。中醫認為肝有控制精神和情緒的作用，經常發怒的人肝臟很容易受損。

5.沒有理由的下痢，全身發冷，精神萎靡。中醫稱為「腎陽虛」，這表示腎的能源不足。除了性行為過多導致外，天生體質虛弱、老化現象迅速蔓延，及患有慢性病的人，也容易出現這類症狀。

四、有時便秘，有時下痢：

1.糞便特別臭，排便後不太舒服；加上口渴、嘴唇乾燥，腹部脹滿且會疼痛。中醫稱為「大腸實熱」，這表示大腸發炎或異常發酵。

2.持續腹痛、腹脹、腹鳴，手腳冰冷。中醫稱為「大腸虛寒」，這表示大腸功能減弱且呈冷虛狀態。

3.有心悸、健忘、臉色差、食慾不振與容易失眠等現象，女性月經會變少有時甚至會子宮出血。中醫稱為「心脾兩虛」，這表示心和脾的基礎物質處於不足狀態。中醫所謂的「心」主要在於支配血，「脾」則是生成血的器官，故「心脾兩虛」意味著血液生成不良造成心血不足，而心血不足又會使脾臟功能減弱，產生惡性循環。

4.舌苔又黃又厚，會吐酸水，沒有食慾，腹部脹滿。中醫稱為「胃實」，又常稱為「食滯」，這表示胃的消化機能減弱了。

●月經

一、月經量少：

1.經期容易延遲，不易懷孕；而且身體消瘦，有輕微的發燒，並有盜汗、口渴現象。這是「腎陰虛」惡化的狀態，而所謂「腎陰虛」是指腎的基礎物質不足、津液減退。

2.有時月經會變少或停經，有時子宮會不正常出血，中醫稱「經血淋漓」或「血熱之女行」；而且會反覆下痢及便秘，並出現心悸、健忘、失眠等現象。中醫稱為「心脾兩虛」，這表示心和脾的基礎物質處於不足狀態。

二、閉經（無月經）：

同時會有眼乾、耳鳴、頭痛、暈眩狀況，手腳麻痺（中醫稱氣虛）或站立時會發抖，肌膚呈乾燥（血枯膚燥）傾向。中醫稱為「肝血虛」，這是由肝的基礎物質不足所引起，其根本原因為腎陰虛（腎的基礎物質不足、津液減退）。

三、異常出血：

同時會皮下出血、食慾不振、全身倦怠。中醫稱為「脾不統血」，這表示脾臟的統血機能減弱。

●精液

一、有遺精、早洩傾向，會口渴，身體消瘦、虛弱，且容易罹患感冒。中醫稱為「腎陰虛」或「腎氣虛」，這表示腎的基礎物質不足、津液減退，一般認為這是大量失血或過度性交所造成的結果。

二、除了早洩之外，臉色不佳、精神萎靡、全身發冷，腰部、膝蓋沒有力量，還莫名其妙的下痢。中醫稱為「腎陽虛」，這表示腎的能源不足。除了性行為過多導致外，天生體質虛弱、老化現象迅速蔓延，及患有慢性病的人，也容易出現這類症狀。

三、夢遺、早洩，尿液的顏色透明清澈但排尿時間偏長。中醫稱為「陰實寒、夢遺、夢與鬼交、腎寒」，這可說是輕度的腎陽虛，不過身體並沒有發冷。

●全身浮腫

浮腫就是指廢水滯留於體內無法排出的狀態，這種現象多是由代謝不良引起。

一、臉色蒼白，呼吸急促，長期持續的咳嗽，並有心悸現象。中醫稱為「心肺氣虛」，這表示心和肺喪失平衡。心是支配身體之「血」，肺則是支配「氣」，故上述症狀是兩者互相負面影響所引起的不良循環。

二、腰部以下浮腫特別嚴重，排尿量少、手腳冰冷；嚴重時，肚子會發脹、積存腹水，並有心悸、氣喘現象。中醫稱為「腎虛水泛」，這表示腎的能源不足，所以症狀常會波及心肺。

三、有下痢情形但糞便不會臭，排尿量少，一吃東西肚子就馬上發脹。中醫稱為「脾氣虛弱」，這表示身體無法順利輸送水分，所以排尿量減少，進而產生浮腫。

西醫對體液的看法

● 唾液

一、有口中發黏、舌苔呈現黃色、輕微的下痢情形、身體經常感到疲倦、想睡覺等症狀，中醫稱為「寒濕困脾」，表示脾臟被濕氣侵犯；西醫卻認為這是屬於慢性肝炎、慢性腸胃炎才有的症狀。

二、以西醫立場來看，口渴是糖尿病、高血壓等為主的症狀，因此若有不正常的口渴現象，應先針對血壓、血糖方面進行檢查。

三、如果口乾伴隨舌頭刺痛、灼痛或痲痛，則有可能是貧血。

● 痰

一、西醫認為血痰是肺結核、肺氣腫、慢性支氣管炎才有的症狀，若出現嚴重的血痰則有可能罹患肺癌，因此一有此症狀最好立即接受檢查。

二、西醫不太重視痰的顏色，只有在有痰或太濃時，才會懷疑病人可能罹患肺炎、支氣管炎，甚至肺癌。

三、有咳嗽現象時補充水分非常重要，如果水分不夠，痰咳不出來，服用再好的咳嗽藥水也沒效。

●鼻涕

一、鼻腔內產生的黏液會形成一層薄膜，倒流入咽喉，吸附空氣中的微小顆粒以淨化吸入的空氣。一般來說，每天鼻和副鼻竇都會排出一杯多的黏液，但有刺激物時黏液就會增加以排除刺激物。當我們感冒時，黏液稠度增加，所以會流出濃濃的黃色鼻涕，這時就要多喝水或用吸入蒸氣的方式來使黏液變稀。

二、鼻腔及喉嚨內的黏膜組織在潮濕時，可以充分吸附病毒及細菌，避免呼吸道受到感染；反之，如果黏膜組織呈脫水狀態，病毒就有機會穿越一道道「防護牆」，使人罹患感冒等傳染疾病。現代上班族多半長時間處於乾燥的冷氣房中，導致黏膜防護力很差，因此最好能在桌上放一杯開水隨時補充水分；此外，冒著水蒸氣的溫熱開水，也有助於鼻黏膜的舒張與濕潤。

三、現代西醫認為鼻塞不但與感冒有關，還很可能源於過敏，或是鼻中隔彎曲、使用滴鼻劑過量等鼻部病變所致。

●汗

一、喝咖啡或有甲狀腺機能亢進時，很容易流汗。尤其是後者，由於體內新陳代謝速度加快，體溫也升高，加上容易激動緊張，因此會有明顯多汗現象。

二、西醫多把流汗與精神狀態相結合，例如手掌或腳底冒冷汗，被認為是人體承受過大精神壓力所致；又如冷汗流個不停，往往被考慮是否有躁鬱症。

三、許多人常深受手汗症所苦，這是因為手掌和腳掌的皮膚汗腺本來就比平常人多（一平方公分約四百條，遠多於其他人的八十至兩百條）。關於多汗症，西醫認為與遺傳有很大關係，且常隨年齡漸大而減少；

基本上它不算是什麼疾病，只要多補充流失的水分即可。要注意的是，用止汗劑會妨礙體內毒素排出，不是聰明作法；如果深為手汗症所苦，動手術去除部分汗腺是最後一途。

●尿液

一、尿液的顏色透明清澈但排尿時間偏長：

1.全身發冷（特別是手腳冰冷）、容易下痢，臉色蒼白、精神萎靡，膝蓋和腰部沒有力量且容易跌倒，有暈眩、耳鳴現象，男性又有早洩、陽萎的傾向，中醫稱為「腎陽虛」，表示腎的能源不足；西醫則認為是慢性腎炎、慢性腸炎、副腎機能衰退、糖尿病等才有的症狀。

2.經常排尿（頻尿），尤其晚上次數特別多；臉色蒼白、聽力減退，腰、背部沒有力量，男性還有夢遺或早洩的現象，中醫稱為「腎氣不納」，可說是輕度的腎陽虛；西醫則認為罹患精神官能症、彎尿症、糖尿病、尿崩症患者才有這類症狀。尤其是後兩者，由於荷爾蒙異常，尿量增加非常多，因此口渴現象會更加嚴重。

二、尿液顏色污濁：

1. 大部分的尿液混濁，是因尿液的酸鹼值改變所造成。當尿液呈現鹼性時，就會造成磷酸質沈澱，使尿液變得混濁。

2. 膀胱炎也會使尿液變得混濁，不過它會伴隨尿液有臭味等其他症狀，很容易區分。

三、尿液顏色變深或變成褐色：

若非大量流汗導致尿量減少，就應提防是肝病作祟。

四、血尿：

1. 尿液中混雜著紅血球，表示腎臟及泌尿系統某處有問題。例如腎、輸尿管、膀胱和尿道遭受損傷，均會有血尿出現；另外，腎結石、多囊性腎臟病（有成串囊腫）等腎臟疾病，以及發生於泌尿器官的膀胱炎、膀胱結石，也都會產生血尿症狀。

2. 急性、慢性腎小球腎炎均會出現血尿，同時伴隨蛋白尿和高血壓。

3. 腎臟與泌尿系統發生血管疾病，也會出現血尿，例如急性腎動脈閉塞，除了血尿外還會伴隨突發性腰痛或腹痛。

4.腎及輸尿管癌、膀胱癌都會產生血尿，因此要特別注意伴隨症狀。腎及輸尿管癌患者會同時出現腰痛、疲勞、體重減輕、間歇性發燒等症狀，膀胱癌則會伴隨下腹疼痛、排尿困難現象。不過，有些現象在癌症初期不見得容易發現，因此最好是一有血尿出現就前往醫院檢查。

5.某些全身性疾病，例如白血病、血友病、再生不良性貧血、血小板減少性紫斑症，以及免疫性疾病如紅斑性狼瘡等，也會引起血尿。

6.有時患者除了血尿之外，並未出現其他症狀，經詳細檢查也沒有找到疾病，此時只好歸為「良性血尿」。良性血尿不會有什麼危害，且多數會自然消失；不過，如果兒童血尿中鈣濃度偏高，也很容易罹患腎結石。

五、膿尿：

尿液中混雜著白血球，表示尿路的某處有發炎現象。這多是由細菌感染所造成，主要疾病包含尿道炎、膀胱炎和腎盂腎炎等。

六、頻尿：

1.西醫認為頻尿是泌尿器官受到細菌感染所引起的症狀，例如膀胱炎、尿道結石、前列腺炎均會引起頻尿；而前列腺炎還會出現排尿時間偏長現象。至於女性不正常的頻尿，也常被當作是子宮與卵巢出現異常的訊號。

2.尿急、排尿疼痛、尿液混濁有臭味、有時有血尿，伴隨下腹疼痛有壓迫感，是膀胱炎的主要症狀，一般來說女性較為常見，且多於性交後發生感染。

3.伴隨膿尿、排尿疼痛現象，是尿道炎的主要特徵，男性尿道口還會有分泌物分佈。

4.尿道狹窄是僅見於男性的疾病，其症狀是排尿困難與排尿疼痛，一般多源於陰莖損傷以及會產生瘢痕組織的疾病。

5.排尿時還會有灼痛現象，並有腰痛、高燒、發冷、嘔吐症狀，可能是急性腎盂腎炎，這是細菌沿著輸尿管上行到腎臟所形成的感染。

糞便

一、出現便秘傾向，尤其是與下痢情形交替出現時，最好檢查看看有無罹患大腸癌（尤其是下痢情況持續難癒）；倘若是女性，還必須檢查卵巢與子宮有無異常現象。

二、有輕微的下痢便、肚子脹滿、沒有食慾、口中發黏等症狀，中醫稱為「寒濕困脾」，表示脾臟被濕氣侵犯；西醫則認為是慢性肝炎、慢性腸胃炎才有的症狀。

月經

一、月經過多：

西醫比較注意月經過多的現象，其定義為「月經期持續超過七天、血量明顯增多」。一般來說，月經過多是很常見的現象，它往往是荷爾蒙週期紊亂的特徵；不過，它也可能是由於子宮肌瘤、子宮內膜息肉、骨盆腔感染所引起，少數子宮內膜異位症也會導致月經過多。

裝置子宮內避孕器的婦女，也可能會月經過多，這時最好請醫師將避孕器取出。有些情況必須及早就醫，例如月經延期伴發一次性經血量過多，就有可能是流產；反覆發生月經過多情況時，也應提防失血所導致的缺鐵性貧血及潛在疾病。

二、閉經（無月經）：

1. 發生於年滿十六歲卻無初經的少女者，稱為「原發性閉經」。這可能是源於少女發育過慢，不必過分緊張。例如熱愛運動或身體過瘦的少女，初經通常會姍姍來遲，只有少數是因為內分泌失調所致，如果伴有其他性徵如乳房、陰毛未發育，就要找醫師檢查。

2. 發生於未懷孕卻已停經六個月以上的成年婦女者，稱為「繼發性閉經」。這種情況大多出在運動量大或壓力過大的女性身上，因為這兩者都容易使神經系統劇烈波動，進而影響荷爾蒙分泌。體內的脂肪細胞與其他細胞的比例變化，和荷爾蒙分泌亦相關，因此過度肥胖或快速減肥，都會使荷爾蒙失去週期性變化，進而無法引發月經。此外，藥物也會影響月經，如某些藥物具有抑制月經的副作用

（例如鎮定劑），停用口服避孕藥後也可能會有好幾個月沒月經。

三、異常出血：

除了陰道出血可能是由陰道炎引起外，子宮頸、卵巢產生病變時也會出現異常出血，因此西醫相當重視。

1.偶有白色或帶少許血的陰道分泌物，性交時或性交後出血，有可能是子宮頸糜爛。

2.性交後、月經間期（經期與經期之間），或停經後陰道出血，陰道有大量的水性或血性分泌物，有可能是子宮頸息肉，此時常伴隨月經過多。如果陰道分泌物伴有臭味，也有可能是子宮頸癌。

3.月經間期出血以及月經過多，是子宮內膜增生兩大症狀，患者子宮內膜會長得過厚，必須及早就醫檢查，以排除癌前病變的可能。

4.不正常的子宮出血，可能是某些卵巢癌分泌大量動情激素所引起。

●精液

一、前列腺會提供精液中的部分液體，尤其是前列腺液，能提供精子在陰道酸性環境中的存活能力。隨著男性年齡增長，前列腺會逐漸增大，從而壓迫尿道導致排尿困難。

二、在睪丸鞘膜內堆積著水性液體，作為潤滑睪丸之用。如果身體分泌過多液體或無法吸收足夠的液體，導致液體量過多，就會形成陰囊積水，一旦陰囊因而過度腫大，便需要外科手術治療。

●全身浮腫

一、西醫認為浮腫是心臟、肝臟、腎臟等疾病的訊號，主要問題在於細胞組織間積存了過多的水分；此外，血液蛋白、荷爾蒙出現異常，以及體內缺乏維生素時，也會造成浮腫。

二、會形成浮腫的腎臟疾病，以「急性腎小球腎炎」和「腎病症候群」為代表。前者浮腫現象是從眼瞼開始，接著是下肢的足脛，最後才擴及全身；後者則不像前者一般突然浮腫，而是漸漸的浮腫，且越來越嚴重，從胸部、肺部到外陰部都有積水現象。

三、孕婦要特別注意浮腫現象。一般來說，懷孕後期血液中水分會增多，倘若腎臟機能衰弱，就無法將水分排泄出去，而貯積在皮下組織，形成臉部及四肢浮腫，增加罹患妊娠毒血症的機率。

四、長時間站立或傍晚時腳會有點浮腫，這不是疾病不必緊張，只要稍微放鬆即可緩解。另外，睡前飲用過多的水，也會在次日使身體看起來略微浮腫。

第三章

水與疾病的親密關係

・不可輕忽的脫水現象
・疾病的飲水之道
・水質與癌症的關係

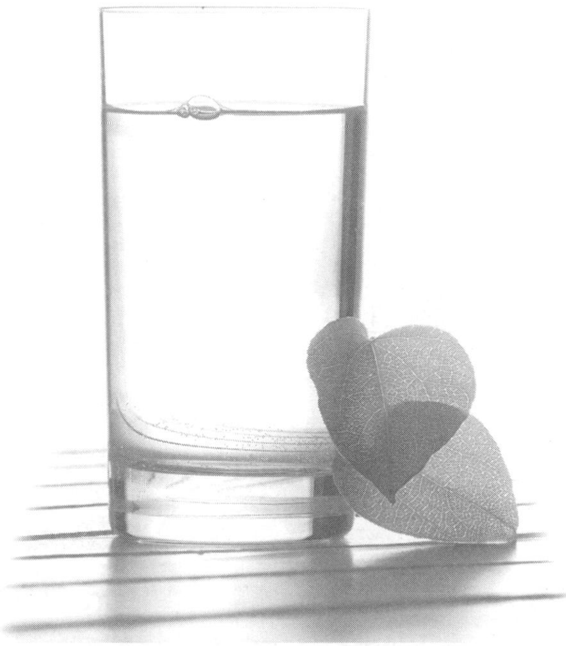

不可輕忽的脫水現象

●脫水的原因與處理

正常的人體功能就是建構在體內水分的平衡上，一旦身體嚴重失水形成脫水現象，還會影響血液中的電解質，造成頭痛、抽筋、休克等症狀，因此，一旦出現脫水現象，一定要立刻補充水分和電解質。

一般來說，流汗、頻尿、輕微腹瀉是不會造成脫水的，因為當身體失水時，細胞外液會減少，此時大腦得知這個訊息，就會發出指令讓我們覺得口渴，藉由喝水來補充水分；在此同時，我們體內的荷爾蒙也會努力運作以保留水分和電解質，靜待新水的補充。

但是，如果身體大量失水卻來不及補充，就會造成脫水現象。通常其原因有三種：一是急性腸胃炎發作，因上吐下瀉而引起脫水，這是臨床上最為常見的現象，尤其是兒童發生急性腹瀉時，還容易因脫水引發其他併發症；二是水分攝取過少，尤其是老人家知覺較為遲鈍，無法正常攝取水分，故很容易造成脫水；三是利尿劑服用過量，這個問題經常發生在心臟病人身上，因為他們體內水分過多，很容易造成心肺負擔而引起呼吸急喘，一旦隨便亂服成藥以求消除症狀，危機就會降臨。

脫水時，流失最兇的電解質是細胞外液中的鈉離子；而根據其流失狀況，我們又可以將脫水分成「低張性脫水」、「等張性脫水」和「高張性脫水」三種：第一種是血鈉損失較多，通常會有噁心、嘔吐、胃口不佳等症狀，多見於長期腹瀉者，倘若是急性腹瀉還會有頭痛、抽筋或虛脫現象發生；第二種是水分和血鈉同時流失，多見於輕、中度腹瀉患者；第三種是水分喪失較多，此時多半會出現中樞神經症狀，如煩躁不安、嗜睡、少尿等，多見於中暑、糖尿病造成的續發性尿崩症患者。

處理脫水狀況時，可視輕重進行不同處理：

「輕度脫水」患者會有口渴、尿量減少的狀況出現，由於失水量僅在百分之五左右，故此時補充一點含有鹽分的水即可。

「中度脫水」患者除了會口渴、尿量減少，還有眼眶凹陷、口唇乾裂、皮膚鬆弛、脈搏加速和發燒等情形，由於失水量約為百分之十，故此時最好找醫師處理。

「重度脫水」患者會出現心跳加快、膚色慘白及發冷現象，整個人幾近虛脫，由於失水量已達百分之十五，故必須緊急送醫，以免出現休克。

●脫水現象與腦梗塞

一般人多認為寒冷的冬天比較容易發生腦中風，卻不知夏天也是危機重重。一位美國醫學專家指出，自一九七二至一九九〇年間，循環器官疾病所導致的死亡率雖然會隨外界溫度上升而逐漸減低，但當溫度達到攝氏三十三度時，因循環器官疾病而死亡的人反而會逐漸增加，尤其是六十五歲以上的老人更易受溫度影響。這是因為溫度對血液的流量、血壓、心律等都會產生影響，特別是血液濃度。

大家都知道，夏天會特別容易流汗以調節體溫。當身體接近脫水狀態時，血液中的水分會大幅降低，使血液濃度升高，進而易導致血管阻塞；此外，血液流量亦隨同水分流失而大幅降低，使整個血液循環系統發生供氧不足現象，這也會讓內臟器官失去能源而大大降低活動力。

因此，日本國立循環器官疾病中心內科腦血管部門的醫療主管，就特別叮嚀大眾要提防夏日脫水引發的腦梗塞，畢竟在炎夏長時間工作或運動引發大量流汗的狀況下，很容易陷入脫水情形。另外，夏天常見的熱感冒或食物中毒，可能會讓患者持續下痢二、三天，如此也容易導致脫水現象而引發腦梗塞。

一般來說，脫水引發的腦梗塞可分成三種情形：第一種是腦部微血管的阻塞，這是因為脫水會導致紅血球變得相當沈重，而無法順利變換型態通過狹窄的微血管，導致血液流通不順暢；第二種是動脈粥狀硬化形成的血栓性腦梗塞，通常這類患者本身體內膽固醇就過高，加上脫水狀況使血液流通更加惡化，從而形成血栓導致血管阻塞；第三種是心源性腦梗塞，大多出現在心律不整、心臟瓣膜不全等有病變的心臟病患者身上，他們心臟中的血管本來就極易產生血塊，而脫水現象又加快血液的凝固，一旦這些血塊流進腦動脈中，就很容易出現腦梗塞。

為了避免脫水現象在我們身上發生，進而製造更大的悲劇——腦梗塞，充分攝取水分絕對有其必要，尤其是在夏天。特別要注意的是，並非所有人都具備在脫水時有想喝水的本能，如知覺遲鈍的老年人、因腦中風後遺症而使水分平衡機能遭破壞的人，以及罹患了喝水也來不及補給的腹瀉患者等，絕不能等到口渴才喝水，最好時時注意補充水分以策安全。

疾病的飲水之道

●腎臟與泌尿系統疾病

腎臟與泌尿系統是相當複雜的「人體工廠」，其包含下列器官：腎臟一對、輸尿管兩條、膀胱和尿道各一，它們的主要功用是排除血液中過多的液體和廢物；此外，腎臟也可以產生與製造紅血球、調節血壓，以及與骨的形成有關的荷爾蒙。

藉由良好的飲水，可以保護我們的腎臟與泌尿系統，避免疾病產生：

一、尿路結石：

1.預防尿路結石最重要的是水分的補充，容易罹患結石的人，最好維持每日排尿量在兩千西西以上；並且應盡量降低咖啡、茶、可樂、果汁、啤酒的飲用量，因為它們都含有高濃度的可溶性草酸，容易形成草酸鈣結石。

2.由於睡眠時間約佔一天的三分之一，長時間沒有水分代謝會使尿液濃度升高，引發尿路結石形成，因此有醫師建議，最好能在睡前半小時喝三百西西的水以稀釋尿液，即使因此會半夜起來上廁所也沒關係。而且，醒來上完廁所後，還應再喝一杯水，保持尿路暢通。

3.飲料以開水最好，有些人害怕水中鈣、磷等礦物質會形成結石，而堅持飲用蒸餾水，但沒必要這樣做。因為，一般水中的礦物質含量較食物來說極為稀少（例如鈣在豆腐、牛奶中含量非常豐富），而且溶解度高不易形成晶體，加上多喝水可以稀釋尿液、保持尿路暢通，降低罹患尿路結石的危險，所以即使喝礦泉水也無妨。況且，完全不含礦物質的蒸餾水，也不見得是正確的選擇（參見131頁）。

二、膀胱炎：

平時多補充水分，讓膀胱隨時貯積適度的水分，可以使膀胱肌肉安定。尤其是經常憋尿的人，膀胱內滿是又濃又髒的尿液，不但細菌容易滋生，而且尿液中的強酸性也會讓膀胱肌肉很容易被灼傷，進而加速膀胱細胞的老化。倘若不及早改善，就會出現許多小毛病，例如夜尿次數增加但尿量不多、即使尿量很少卻有尿意，讓人情緒不穩。

●飲水與消化系統疾病

水分對身體有全面性的影響，體內所有的化學變化都需要水的參與，代謝過的廢物也必須靠水排出體外。水所形成的各種消化液，使體內消化器官得以順利運作；水也可以帶走身體的毒素，防止大量廢物堆積於腸內。如果不幸出現消化疾病，水更可以作為溫和的補給品，讓腸胃得到休養生息。因此，無論本身有沒有生病，我們都應該注意飲水與消化系統疾病之間的關係。

一、腹瀉：

腹瀉頻繁的人，一定要補充體內流失的水分和鹽分。許多馬拉松選手及自行車選手，經常會飲用一種混合溶液——在一公升水中加入一茶匙鹽和八茶匙糖，以迅速補充流失的水分，這種液體同樣適合腹瀉嚴重無法正常飲食的人飲用。一般來說，每十五分鐘喝一百五十西西即可，等到腸胃休息足夠有飢餓感時，再食用含有鉀的香蕉以控制體內水分的平衡（香蕉所含碳水化合物亦可補充能量）。

二、便秘：

現代人習慣吃精緻食物，無形中纖維素就攝取得不夠，加上飲水量不足，因此便秘的人相當多。要改善這種現象，除了多運動、多攝取含纖維素的食物外，多飲用開水是必要作法。專家建議便秘患者每日至少需飲用一點七公升的水，而且最好每天一起床就喝下一杯五百西西的冷開水，如此持續進行，習慣性便秘即可不藥而癒。

三、食物中毒：

食物中毒最主要的危險，是上吐下瀉引發的脫水和喪失必要礦物質，因此一定要補充體液、鹽和糖（參考「腹瀉」中的混合溶液）。如果體液大量流失，而且症狀持續不退，就應喝稀釋的鹽水。

四、腸胃炎：

腸胃炎發作經常會有腹瀉情形，因此同樣可採取腹瀉時作法；此外，有胃寒體質的人每日飲用三杯薑茶，可以預防腹瀉。

●痛風患者喝水多多益善

痛風屬於一種關節炎，它的起因是體內的普林（又稱「嘌呤」）代謝發生異常，導致血液中的尿酸濃度過高。尿酸是身體代謝的廢物，主要藉由汗水、尿液及糞便帶出體外；如果尿酸濃度過高而形成尿酸結晶，就會堆積在某一關節部位（如拇指掌關節、膝關節、足踝和腳趾底部），使關節腫脹變形，引起疼痛、發炎現象。

古人稱痛風為「帝王病」，這是因為它和飲食有相當大的關係，尤其是精緻飲食。古代只有帝王能吃好喝好，現代無論是誰都可以大吃大喝，因此痛風也「平民化」了，例如我們現在經常食用的肉湯（如火鍋高湯）、動物內臟、多數海鮮、豆類等，普林含量都相當高，將它們吃進肚子裡，身體無法及時代謝，痛風因子就悄悄上門了。

痛風患者除應嚴加控制體重與飲食外，最好能多喝流質，尤其是水，以防止大量尿酸結晶形成，進而避免腎結石產生。此外，新鮮蔬果汁中含有鹼性的鉀，也有助於減少血液中尿酸含量。基本上，痛風患者不必怕自己尿多，最好一天能排出兩公升以上的尿液，以利尿酸排泄；如果夏天或運動流汗而導致排尿量減少，更要多補充水分以維持排尿量。

●正確喝水可以解除腰痠背痛

現代社會腰痠背痛的人越來越多，不僅是經常搬運重物的勞工朋友，坐在辦公室工作的上班族，以及在家做家事的家庭主婦，也都成為腰痠背痛族。要改善腰痠背痛的現象，除了培養正確的姿勢、多運動之外，多喝水也有相當助益。

怎麼說呢？因為許多人的痠痛原因在於工作緊張、壓力太大，致使肌肉長期緊繃；倘若水分攝取太少，使肌肉內乳酸等代謝物質增加，痠痛程度更會加重。因此，先暫時將忙碌的工作放一邊，坐下來輕鬆的喝杯水，再稍微做一點鬆柔身體的體操，就可以舒緩緊繃的肌肉，遠離腰痠背痛，請試試看吧！

●為什麼感冒發燒要多喝水

感冒是由病毒所引起，西醫多以抗生素來治療感冒引起的感染症狀；但事實上，人工合成的抗生素會抑制免疫能力，只有對細菌有效，對病毒反而無作用，殺病毒只有靠人體自然的抵抗力。人體的抵抗力來自於營養、水分、睡眠和充分的運動，其中水分所佔的地位相當重要。體內水分越多，新陳代謝的速度越快，與病毒作戰的抗體就會增加、戰鬥能力也會增強，如此感冒就好得快，因此醫師往往會叮嚀感冒患者要多喝開水，可惜許多患者把這句話當耳邊風，只是一味期待醫師多開些抗生素或類固醇以退燒，及其他能抑制感冒症狀的藥物，渾然不知藥吃多了，身體對於藥物的依賴會加重，以後和病毒打起仗來，自家軍隊（白血球）功能就越來越衰退，越易受感染。

發燒是很多人害怕的事，尤其很多父母更怕高燒會「燒壞寶寶的腦子」；事實上，這種情形非常少見（由無菌性腦膜炎引起），一般重感冒引起的發燒不會讓人變成傻瓜。況且，發燒也有它的好處，那就是絕大多數的病毒，在體溫超過攝氏三十八點三度後都會陣亡。不過，真有高燒現象還是要採取退燒措施，而最好的方法就是流汗和排尿。

第一章談過，人體中的水分有調節體溫的功能，因此在感冒發燒時經常會有流汗後停止發燒的現象，這就是藉由汗水的蒸發來降低身體溫度，讓體溫下降。基於流汗的觀念，老祖母常常會給小孩喝一大碗驅寒的薑湯，再蓋上厚厚棉被悶出一身汗，來幫助小孩退燒；但以現代觀點來看，如果沒有補充足夠的水分，無水可出汗，仍然無法帶走大量的熱量，而且反而會因為散熱不良導致體溫上升。

因此，比較正確的作法是：先喝下一大杯溫開水，洗一個熱呼呼的澡，洗完後再喝一杯水補充水分，這樣即可加強新陳代謝，讓水帶走熱量；同樣道理，盡量多喝水，增加排尿次數及分量，也可以讓免疫系統加強運兵補給，帶走大量的熱量。

由於體內水分會為了調節體溫而大量蒸發，因此高燒會引起脫水情形，如果不能及時補充水分，就需要吊點滴了。其實，一瓶點滴不過是五百西西的水和十塊方糖的熱量，如果能直接喝進肚子裡，幹嘛要花時間找罪受？有些人迷信吊點滴的神奇魔力，堅信感冒發燒一定要吊點滴才會好，根本是個錯誤觀念，因為吊點滴之所以會緩解發燒症狀，完全在於它的「強迫休息」與「強迫攝取水分」的特點，因此，除非已經到了上吐下瀉，喝下的水無法吸收或根本無法喝水的地步，要不然自己多喝水、多休息，加上多流汗、多排尿，感冒發燒一樣好得快。

水質與癌症的關係

●癌細胞周圍的水構造混亂

癌症是人類健康的最大敵人，但出乎我們意料之外，飲用水的水質居然與癌症有相當大的關係。

一九七四年，美國醫學家達瑪狄恩發表一項聲明：「正常細胞周圍的水構造，水分子整齊的排列著；但癌細胞周圍的水構造，水分子卻紊亂而不穩定。」韓國科學院全武植教授也說：「正常遺傳因子周圍的水，有如保護似的非常整齊的包圍著遺傳因子；而異常遺傳因子周圍的水，其構造就相當紊亂。因此，在保護遺傳因子方面，水具有重要的作用。」日本著名的「新水會」代表林秀光博士更直接剖陳：「並非因為癌症而導致水紊亂，而是由於水分子紊亂才形成癌症。」基於這樣的論點，他和全教授兩人均提出改善水質能預防癌症的看法。

●飲水中的致癌成分

我們這一代的人，常會疑惑癌症發病率為何這麼高，甚至連看似健康的壯年人、年輕人，都難逃癌症魔手，這除了飲食及生活習性重大改變外，環境污染恐怕也脫離不了關係，尤其是水污染。例如美國加州柏克萊大學一份研究就指出，因砷而導致癌症死亡的風險值是千分之二十一；行政院環保署報告亦指出，部分自來水中含有人體致癌物質及致突變性物質，而這些物質多與加氯的衍生物「三鹵甲烷」有關。全美國癌症協會發現，飲用氯水的人罹患膀胱癌的機率是其他人的兩倍；另一份醫學報告更提出可怕的數字：長期飲用或使用以氯消毒過的水，罹患膀胱癌的機率可能高達百分之九。此外，《美國大眾健康期刊》亦曾經指出，每年至少有四千二百個膀胱癌，以及六千五百個直腸癌案例，與飲水中含氯有關。

由此可推論，含有致癌成分的不良水質，會使細胞周圍的水構造紊亂，正常細胞因水的失調而失去抵抗能力，癌細胞就會大張旗鼓的四處攻城掠地。因此，多喝可以被身體迅速吸收的優良飲用水（參見第五、六章），給予身體充足的水分，讓細胞發揮最佳機能，對於癌症預防自然有一定的幫助。

第四章

人人喝好水

- 媽媽健康胎兒壯
- 照顧我們的下一代
- 健康長壽不是夢
- 美麗佳人「水」噹噹

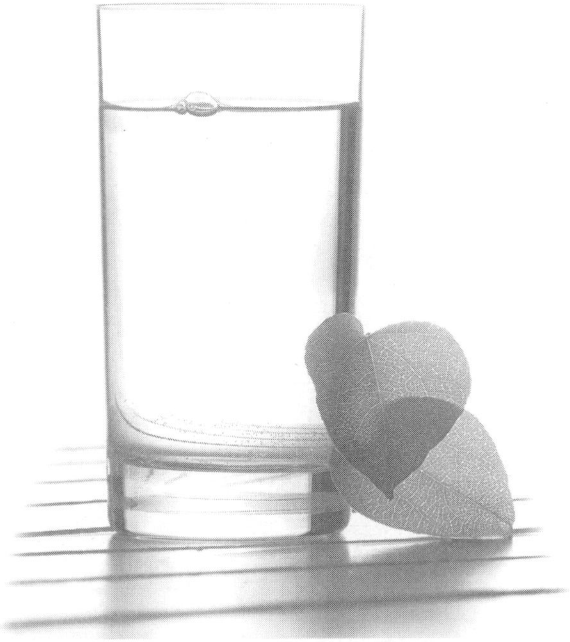

媽媽健康胎兒壯

我們常用「一人吃，兩人補」，來強調孕婦攝取營養的重要性。同樣的道理，也可以應用在水分的攝取上。攝取充足的好水，不但可以讓媽媽的懷孕過程比較順利，也可以提供寶寶良好的成長養分，所以準媽媽千萬不能輕忽喝水這門學問哦！

●喝水可減少懷孕過程的不適

女性在懷孕初期時，相當容易害喜，也經常沒有食慾，結果惡性循環，空胃使害喜狀況更嚴重，令人更加難受。倘若孕婦實在吃不下東西，不妨多喝點白開水來填胃。如果慘到連「聞白開水都會吐」，可在水中加幾滴檸檬汁或酸梅汁調味；要不然，喝些舒緩情緒的茶或牛奶等流質食品也行。

此外，很多懷孕婦女赫然發現，原本沒有便秘的自己竟然開始便秘了！事實上，在妊娠期間確實容易便秘，如果平常就是兩、三天才排一次便的人，便秘現象會更嚴重。這時，孕婦除了要多吃富含纖維素的蔬果，更應該多喝水。

絕大多數的孕婦都不喜歡常跑廁所，但因子宮會隨著胎兒的漸漸長大而壓迫到膀胱，所以在懷孕最前和最後三個月都會出現頻尿現象。這種現象是很正常的，因此，孕婦千萬不要懷疑是自己水喝多的緣故，而大幅減少飲水量。

●胎兒也很需要水分

生命的誕生是很不可思議的，從一個直徑只有〇・〇二五毫米的受精卵，到成為體重平均約三千公克的新生兒，寶寶在母親體內約成長兩千倍。由此看來，孕婦所攝取的飲食內容，當然會大大影響胎兒的成長與健康狀況。

在受精卵中，約有百分之九十是水，直到成為新生兒才降為百分之八十，比例遠超過成年人，因此胎兒對水的需求量特別高。如果母親不能攝取足夠自身和寶寶所需的水分，透過臍帶輸送給胎兒的話，胎兒的發育就會產生問題。

●可怕的妊娠毒血症

「妊娠毒血症」經常發生在懷孕末期，發生原因至今仍不清楚，只知道當女性懷孕時，身體可能會產生一些毒素積聚在血液中，引發母體血液循環不良及心臟、腎臟功能產生障礙，進而影響胎盤，使羊水變得量少且混濁，並使胎兒無法吸收到足夠的營養，結果很可能會出現新生兒體重不足，或潛在性胎兒死亡的狀況。

那麼，要如何預防這種可怕的疾病呢？一般來說，懷孕後期血液中水分會增多，如果本身腎臟機能衰弱，無法將水分順利排泄出去，而貯積在皮下組織，形成水腫，就會增加罹患妊娠毒血症的機率。因此，在懷孕後期最好適度減少飲水，並盡量降低鹽分的攝取，以免加重腎臟負擔。不過，對腦壓、腎功能正常的孕婦，若易有大腦發汗中樞亢奮而蒸發流汗者，則應適度增加水分。此外，妊娠毒血症的前兆是血壓升高，體重也會因為增加過多水分而直線上升，同時臉部及四肢會出現浮腫現象；而且，視力會逐漸變得不清楚，頭也痛得很厲害，尿量亦會減少……，如果一有上述症狀，最好馬上到醫院請醫師檢查，及早發現，就能減少危險。

照顧我們的下一代

多年以前有一個廣告，一群小孩拿著受污染的水大叫：「這就是我們喝的水嗎？」這場畫面讓人怵目驚心，但直到今日，飲用水污染的夢魘依然縈繞在我們的腦海。尤其現代人子女稀少，每一個小孩都是父母的心肝寶貝，父母當然希望自家寶貝都能平安健康的長大。因此，要怎麼喝水，喝什麼樣的水，也成為重視營養的父母們心中的大問題。

●寶寶喝的水

對於嬰兒飲用的水，當然要特別謹慎。因為嬰兒的腸胃非常脆弱，如果給他們喝的水不乾淨，殘留許多細菌，寶寶就很容易拉肚子。尤其是一般居家電熱水瓶或開飲機，往往不常清洗，殺菌除氯的效果也不完全；此外，水中的硝酸鉀對嬰兒來說更是巨大的威脅，它會在嬰兒的胃裡轉變成一種物質，使紅血球無法吸收到氧氣，有些還會造成嬰兒發紺症，使嬰兒因為缺氧而全身呈藍紫色（一般稱為「藍嬰症」）。

基於安全因素，最好給寶寶喝經蒸餾過或逆滲透處理過的純水。如果家中無這類淨水器，也可以參見第六章內容購買優良的包裝水，再用消毒安全的器皿加熱。純水除了沒有細菌雜質外，也沒有礦物質等大分子成分，因此用純水沖泡奶粉，嬰兒的腸胃會比較容易迅速吸收。

許多媽媽經常擔心寶寶不愛喝水，不知道寶寶該喝多少水才夠。其實從體重比例來看（參見176頁），嬰兒應該喝比較多的水。這是為什麼呢？因為嬰兒的新陳代謝旺盛，成長的速度快得驚人，甚至一年之內體重就可能增加三倍，為了使他們體內的老舊廢物能夠很快的排出體外，所以特別需要水分。一般來說，斷奶後（約出生後三、四個月）一天至少要喝一百西西，五個月時是三百西西，七、八個月時是五百西西，十個月時是七百西西，滿一歲時是一千西西。

●小朋友喝的水

一九九八年，台灣發生多起學校集體中毒事件，其罪魁禍首就是水。這些令人震驚的事件使得家長們發現，一向被認為相當安全的學校，事實上也可能很不安全。

除了細菌的污染外，無論新舊學校也都可能存在著鉛管的危害問題（參見148頁）；而且，飲水機定期清理、更換濾心的工作是否落實，也頗令人擔憂。這樣惡劣的飲水環境，對於體內解毒系統尚未發育完全、又正處於快速成長中的小學生來說是相當不利的，在嚴重狀況下甚至會傷害腦細胞。此時，恢復從前讓小朋友帶水壺上學的習慣，可能是比較安全的作法。

如果家中沒有淨水器，讓小朋友攜帶煮過的開水也行，水壺的材質最好選擇好一點的，否則一旦碰撞產生裂痕，或來不及讓水冷卻就將熱開水倒進塑膠水壺，會釋出塑膠中的有害成分。當然，家長也可以給小朋友帶一瓶安全的包裝水，方便又省事；但不宜直接給小孩錢讓他自行購買飲料，否則小孩可能會喝下一大堆垃圾飲料，卻缺乏身體真正所需的水。

在包裝水的選擇方面，由於這時的小孩腸胃已比較強壯，所以不見得一定要喝蒸餾過或逆滲透處理過的純水，殺菌完全的包裝礦泉水也是很好的選擇。因為經過認證的天然礦泉水製造過程要求嚴格，從原水到成品均不得添加任何物質，而且它的消毒法是採用物理方式過濾除菌、加熱、紫外線照射及加臭氧等方式處理，不像自來水廠一樣添加大量的氯，這樣除了喝起來比較安心，小朋友也可以攝取水中礦物質等天然成分。

健康長壽不是夢

所謂「老化」，可以看作是全身細胞萎縮失去水分的過程。當我們一出生，體內就包含了百分之八十的水分；到了成年時，則在百分之七十左右；至老年時，體內水分則降至百分之五十。有些人看起來遠比實際年齡大，或是體能狀況遠比實際年齡表現得差，就是因為體內細胞經常處於缺水、缺營養素的「飢餓」狀態下，導致細胞一個個提前陣亡，如此身體各項功能自然漸漸變差。由此看來，只要能適當的補充好水及營養素，就可以適度提供細胞所需的「子彈」，抵擋外在刺激老化因子的攻擊。

●長壽村的水秘密

日本山梨縣的棡原村，號稱是日本第一長壽村。在這個山野部落，隨處可見八十幾歲的老人家，扛著鐵鍬健步如飛，體力比來自城市的年輕小伙子還棒。他們健康長壽的秘訣，除了運動與早睡早起，以蔬果雜糧取代白米肉類，以及幾乎不吃甜食之外，飲用號稱水質「日本第一」的水也是重要因素。

古守豐甫博士在調查棡原村的水質時，驚訝的發現其「含有驚人的礦物質」。另外，有學者解析棡原村飲水中的成分，赫然發現含有微量的鐳，其水分子集團也相當微小，相當利於人體吸收。這種優良的水質，結合含有豐富維生素E的味噌，以及蔬果雜糧，提供村民相當完整的營養，為抗老化築起了堅強的防護罩。

除了日本的棡原村之外，前蘇聯高加索山區人民所飲用的冰河水，也含有豐富的礦物質和微量元素，因此當地居民也相當長壽。由此看來，老人家除了多運動、多吃蔬果雜糧，還應適當飲用富含礦物質的水。

不過，含礦物質過多的水硬度高，對於老人腸胃吸收是一項負擔，因此有人建議老人家可飲用水分子較小卻能保存適量礦物質的電解水（參見133頁）。現在市面上已有販售包裝電解水，價格不是很貴，因此如果買不起昂貴的電解水機，選用合格的包裝電解水也行；但要小心老人家禁不起胃寒，即使是電解水，也最好能加溫飲用。

●老人家更應該多喝水

老人家大多不喜歡喝水，他們的理由往往是「不渴何必喝」或「喝多上廁所很麻煩」之類的。尤其是老人家本身就容易頻尿，這種現象更讓他們覺得水還是少喝為妙。

然而，這種看法是正確的嗎？答案當然是否定的。老人家不但不能少喝水，反而要多喝一些，因為老年人體內水分減少速度相當快，所以要比年輕人需要更多的水分。專家建議，老人家一天至少要喝二、三千西西的水；如果身體不太好，需要多喝水加強循環系統的運作，還要再多喝一些。

值得注意的是，對許多老人來說，上廁所是一件令人討厭的事，尤其是冬天，老人家往往因怕冷而不願意起床上廁所，為此水就喝得相當少。結果體內水分過少，血液濃稠度大增，反而容易引發腦部病變，甚至導致中風。其實，只要做好保暖工作，例如在枕頭旁放一件厚棉襖、在馬桶坐墊套上一層布套等，都可以讓人順利起身排尿又不至於使血壓急速上升。

另一個要注意之處是人一超過六十歲，腦袋就會逐漸變得有點糊塗，這不是指智能的退化，而是知覺上的遲鈍。曾經有一項實驗，兩個對照組在二十四小時內滴水未進，結果時間一到，年輕人那組馬上拿起水壺拚命牛飲，老年人那組卻只喝一口水就心滿意足了。比較兩組身體狀況，發現他們在飲水前一刻都處於嚴重的脫水現象，但只有年輕人的大腦意識到問題的嚴重性。由此可見，老人的知覺麻木是一件很可怕的事，由於喉嚨不渴，自然就不想喝水，但體內的脫水狀態仍在持續進行著，等到血液變得濃稠，高血壓、腦中風、狹心症等疾病，就一個個來報到了。

在此要提醒老人家，排尿是新陳代謝活絡的證明，不應以多排尿為恥；唯有多補充水分，才能防範血管等疾病發生。就算老人家不覺得口渴，也最好能在用餐前、睡前及起床後，補充一杯水。如此養成固定習慣，身體就可以免受缺水之苦。

美麗佳人「水」噹噹

有人說，沒有了水，女人就有如乾燥的玫瑰。這種說法很傳神的形容了水與女人之間的關係，也說明了水是美麗的關鍵。

●水是最便宜的保養品

絕大多數的女性，都渴望藉由各式各樣的保養品，從外部來滋養肌膚，達到青春美麗的效果；但事實上，即使使用貴得嚇人的保養品，其保濕效果也不過一個鐘頭左右，對皮膚組成的細胞沒有什麼長期的好處。各家化妝品公司所標榜的荷爾蒙、酵素、維生素等神奇成分，在醫師角度看來，效果令人懷疑，因為這些營養成分必須經過腸胃的消化吸收，再經由血液運送到各細胞，才能被身體徹底利用，如果只是單純抹在臉上，這些成分真的能被細胞完全吸收嗎？

況且，身體不要的水分、鹽分、尿素、乳酸等老舊廢物，會形成汗水，從皮膚的毛細孔排出體外，由此看來，皮膚很像是一個「垃圾處理場」。如此，在臉部肌膚塗上一層又一層厚厚的保養品，反而會阻礙毛孔的正常運作，就像垃圾車必經之道被人封鎖，只好將垃圾倒在附近，久而久之，臉部肌膚狀況不糟也難。更糟糕的是，有些女性「下藥」越下越重，而且胡亂「配藥」，結果反而變成脆弱的敏感性肌膚，一不小心就起紅疹。例如前陣子流行的果酸產品，就因為濃度過高，使不少女性未蒙其利反受其害。

另外，很多人習慣在氣候乾燥時，在臉上噴所謂的「保濕礦泉水」；事實上，這只有短暫的效果，等到水分被空氣蒸發後，反而會連帶奪取細胞中的水分。這是因為皮膚細胞的水分，並非由肌膚表面吸收，而是從皮膚內側滋潤吸收。因此，要想徹底保濕，多喝水，由內而外補充水分，才是可行之道。

所謂「老化是乾燥的過程」，飲水比一般保養品更能決定肌膚的型態，因此唯有水，才是真正的天然美容品。更重要的是，它比任何保養品都便宜許多，你怎能不重視它呢？

●嬰兒般的肌膚

人人都希望擁有嬰兒或小孩般的肌膚，但這種柔嫩光澤的皮膚總是隨著年齡的增長而漸漸消失，最後變得暗沈、乾燥、缺乏彈性，並出現疙瘩、斑點、小皺紋等，使整個人看起來髒髒的。

事實上，皮膚狀況不佳，和水分的攝取不無關係。例如皮膚粗糙、長疙瘩，可能就是因為便秘等水分的新陳代謝不良而產生的。日本女性便秘情況非常嚴重，被稱為三大婦女病之一，有些醫師甚至認為「便秘是萬病之源」，因為便秘會使體內的毒素無法順利排出。而形成便秘的原因，除了飲食中缺乏纖維素以促進腸胃蠕動外，缺乏水分以致大便乾結也是原因之一。

水分除了由尿液排出之外，還會從皮膚蒸發，如果任其散發而不補給，皮膚將逐漸乾枯，提早出現皺紋及老態，例如女性眼角常出現的小皺紋，主要就是因為細胞內的水分減少，皮下組織萎縮所造成的。想要延緩肌膚的老化，就得多喝好水，例如影壇的長青樹蘇菲亞羅蘭小姐，年過六十仍然風韻猶存，她保持美麗的主要秘密，就是每天喝兩公升的礦泉水。她認為，飲水不足會過早出現皺紋，多喝水不但可以保持肌膚彈性，還有加強體內排毒的功效。當然，如果你能夠再適量補充一些有抗老化作用的胡蘿蔔素或維生素，更能適度預防小皺紋偷偷找上門來喔！

●紅咚咚的蘋果臉

每個女性都希望別人說她有一張「好臉色」，而決定臉色好壞的，就是血液循環。只要血液循環順暢，臉色自然紅潤；相反的，血液循環不良，臉色就比較容易蒼白或暗沈。而適當的水分可以沖淡血液的濃度，讓血液循環比較順暢。尤其是冬天，女性容易手腳冰冷，這時只要多喝溫熱的水，多用熱水泡腳，血液循環就會比較順暢，如此擁有一張紅咚咚的蘋果臉就不再是夢想了。

●粉刺、面皰統統滾蛋

粉刺是許多年輕女孩的「眼中釘、肉中刺」，無不拚命想辦法拔除它，因此市面上各種拔除粉刺的產品大行其道。不過，這些產品都只能治標，拔了之後粉刺依然會「春風吹又生」；況且，這類產品若使用不當，反而會使皮膚過敏或紅腫，因此，粉刺問題還是應該由根本來解決。

粉刺的發生，主要是受遺傳體質及荷爾蒙的影響，造成皮脂腺分泌過量，無法順利排出；如果任由黑頭粉刺生長，使得毛細孔內的皮脂越來越多，一旦受到細菌感染，就可能形成紅腫、有膿的青春痘。由此看來，從生活習慣和飲食著手，減少刺激皮脂腺分泌的機會，才是避免粉刺發生的根本保養之道。

在飲食中佔重要角色的還是水，如蘇菲亞羅蘭小姐所言，多喝水不但可以保持肌膚光潔有彈性，還能加速將毒素排出體外。而且，水可以幫助排便、排尿順暢，如果能建立好按時排便、排尿的習慣，腸道就不會因廢物再吸收而產生毒素，導致皮膚惡化。因此，皮膚不好的年輕女孩，與其頻繁的洗臉，不如多多喝水，每天最好能喝上兩千西西的白開水，才會更「水噹噹」哦！

●喝水會變胖嗎？

我們經常會聽到很多胖子抱怨：「我喝水也會胖。」其實，這往往只是他們不想認真減肥的藉口，真正喝水就肥胖的現象是腦腎功能不正常的人才會發生。

但為什麼人們會有「喝水會變胖」的錯誤認知呢？這可能和浮腫有關。如果本身是手腳又軟又胖的人，飲食又常常過鹹（偏好重口味），就很容易導致水分滯留在體內，無法順利經由新陳代謝排出體外，如此日積月累，身體就比較容易浮腫而顯得肥胖。因此，屬於這種體質的人，只要控制鹽分攝取量，盡量減少在夜晚喝水，並透過運動、入浴等方式加強身體新陳代謝，就不怕喝水會變胖了。

有許多瘦身中心推廣喝水減肥法，這主要是因為喝水可以增加飽足感，只要在飯前喝一杯開水，就可以減少進食量。不過，要藉由喝水瘦身，必須注意平時的飲食，應以蔬果和富含蛋白質的食物為主，盡量降低碳水化合物及糖分攝取量，否則大量喝水後又攝取過多碳水化合物，反而會使食物在胃中膨脹，變成「大胃王」，如此要想擁有小蠻腰，簡直是天方夜譚。

此外，水也能利尿（尤其是茶），有助於身體迅速排洩老舊廢物。入浴前喝一杯開水，也可以增加排汗量，加速體內老舊廢物及毒素的排出。這些對於減肥工作都是很有益的，因此在減肥過程中，水是一個相當重要的夥伴。

值得注意的是，有人反其道而行，藉由減少水分攝取，並努力排出水分來減肥。由於每個人平均一天大約會排出一、兩公斤的水分，所以有些人就藉由拚命運動流汗，或是飲用含瀉藥成分的減肥茶來減輕體重。事實上，這種作法有其危險性，副作用也很大，因為水分攝取過少，不但皮膚乾澀，血液濃度、尿酸也會增加，無形中便提高了腦血栓、痛風的發作頻率；至於飲用含瀉藥成分的減肥茶更是危險，因為下痢嚴重會導致身體嚴重脫水。

●更年期婦女也少不了水

更年期之後膀胱和尿道會出現失調狀況，尿道產生的液體減少，降低了洗淨細菌的能力，因此很容易因細菌感染而罹患膀胱炎。要預防這種疾病，除了不能憋尿之外，每天飲用大量的水也是方法之一，尤其是曾罹患過膀胱炎的女性，最好每隔二、三個小時就喝一杯（兩百五十西西）水。

此外，更年期婦女三不五時出現的燥熱、潮紅現象，會逼迫身體啟動冷卻系統，如此會消耗相當多的水分，使人變得容易疲倦，這時迅速補充一杯冷水是相當必要的，因為它能幫助吸收體內的熱，而且通往血液的速度也快，能及早改善脫水狀況。

更年期婦女要判斷自己水喝得夠不夠，有一個簡單的方法，那就是檢查尿液的顏色。如果尿液顏色經常是暗黃色而非淡黃色（除非曾服用維生素Ｂ群），就表示該加把勁多喝水了。

第五章

好水超級比一比

- 什麼是好水？
- 清秀之水——礦泉水
- 純淨之水——蒸餾水
- 神奇之水——電解水
- 奇蹟之水——磁化水

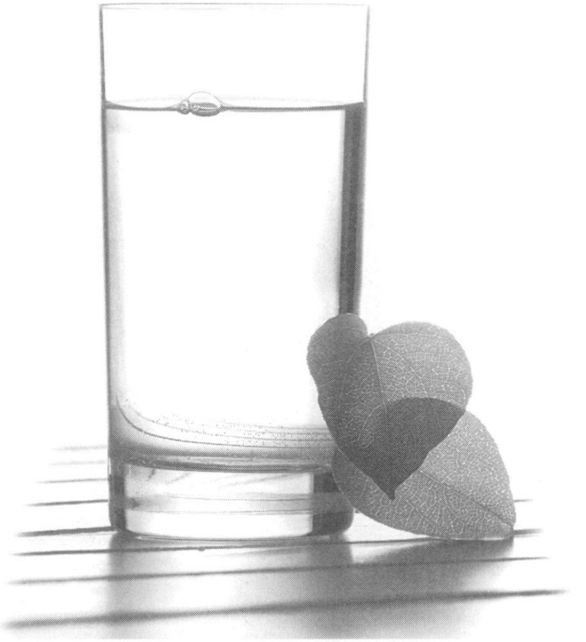

什麼是好水

●從古至今看好水

我們的老祖先在很早以前，對於水性就有各種典籍記載。例如有益脾胃的「甘瀾水」，是取江河流水放在大盆子裡，以杓子撈過無數遍，將原本帶有鹹味的重水變為甘美的輕水；「井泉水」是源於地下水脈，由於土厚水深，水質清澈，故可用來解悶熱；「百沸湯」是煮沸的水，性熱，可以使全身經絡通暢；「陰陽水」則是一半井泉水加上一半百沸湯，可以治療陰陽不合引起的霍亂吐瀉，從現代觀點來看，食物中毒時即可飲用陰陽水來區分吐、瀉，以方便治療（參見註）。

然而，隨著現代工商社會忙碌，以及地球污染日益嚴重，水性有了很大的變化。以「甘瀾水」為例，河流上游的水都進了自來水廠，中下游的水大概也沒人敢喝；「井泉水」亦因土地受污染而日益稀少，只有少數被廠商包裝成瓶裝礦泉水，一躍成為健康飲料；「百沸湯」雖然仍存在於家家戶戶中，但多交給機器（電熱水瓶、開飲機）代勞，如果機器本身有問題，大家還是會喝到生水；至於不能隨便亂喝的「陰陽水」（一半開水一半冷水），也在現代人忙碌的狀態下，一杯又一杯的進入大眾肚子裡，導致現代人腸胃系統大多處於紊亂狀態，神經也不太安定。

隨著科學的進步，有更多不同型態的水冒出頭來，其中有些可能是老祖宗想都沒想過的。目前市面上最熱門的水，當推強調天然的礦泉水與純淨的蒸餾水，以及強調神奇功效的電解水、磁化水，本章將就這四種不同型態的水，依其水性做詳細解說。

〔註〕

食物中毒的人，如果同時上吐下瀉，治療就很棘手。因此，如果飲用陰陽水，腸胃就必須選擇接受冷還是熱的一邊，這樣吐、瀉症狀就會區分開來，一旦症狀單純，治療就容易多了。

●衡量好水的一般指標

接下來，先來談談一般衡量水質好壞的指標。當然，要完全具備以下優點的水不是很多，本章中四種型態的水也不見得個個具備這些條件；然而，它們卻可以作為選擇好水的參考標準，你可以根據自身及家庭狀況，選擇優良好水飲用。

一、不能含有對身體有害的物質：

這是好水的必要條件，目前水污染（參見144頁）相當嚴重，如果水質不潔，甚至含有有害病菌及化學物質等成分，人體就很容易生病。

二、含有豐富的礦物質：

礦物質可分為兩種，一種是食物中含量較多且人體需求量較大的「巨量礦物質」，如鈣、鎂、磷、鉀、鈉等；另一種則是食物中含量較少且人體需求量也較少的「微量礦物質」，如鐵、碘、鋅、銅、氟、硒和錳等。然而，無論是何種元素，都是人體正常生長與健康所需。雖然所有礦物質僅佔人體百分之四，卻是構成身體細胞的原料（為骨骼、牙齒、肌肉、血球、神經之主要成分），以及調整生理機能的必要成分（可維持體液酸鹼平衡，調節滲透壓、心臟肌肉收縮、神經傳導等機能）。一般來說，每公升水中含有一百毫克的礦物質就非常理想。

三、水的軟硬度適中：

一般多會將水分為「軟水」和「硬水」，其主要區別即在於礦物質含量的多寡。如果水中的鈣、鎂、鍶、鐵和錳等元素較多，這些陽離子就容易和水中特定的陰離子結合，形成硬度，成為所謂的硬水。硬水的味道不如軟水甘美，口感也沒那麼順口，因此很多人不太喜歡；但其實除非水的硬度太高（譬如含有過量的鐵和錳），飲用適度硬水對人體不但無害，反而有吸收礦物質的好處，在某些水質特殊的地區甚至還會在水中添加礦物質，例如加氟預防小孩蛀牙、加碘化鉀預防甲狀腺疾病等。

四、含氧量豐富：

現在許多包裝水高舉「含氧」口號，強調本身含氧量高於一般飲用水。確實，水煮沸再冷卻，會嚴重降低水中的含氧量，因此很多廠商採用其他方式取代煮沸消毒，即使加熱也限制在攝氏八十五度以下，有些甚至用臭氧消毒以增加含氧量。不過，一般家庭飲水以衛生為優先，煮沸再加熱使氯氣揮發，不但有益健康也比較好喝，要求水中含氧量要達到一公升含五毫克或許有其困難，所以這項條件並非必要。

清秀之水——礦泉水

●天然的養生好水

基本上，市面上合乎衛生標準的礦泉水，是最符合以上好水條件的水種。因為它是長期流經地層自然過濾，並且吸收地層的礦物質成分和碳酸鹽而形成的。例如經「天然淨水器」麥飯石層層過濾的礦泉水，有害物質多已除去，不必藉由高溫殺菌，從而保留了多數的氧；而且岩石本身溶解的礦物質，亦成為水中的營養成分。因此，中國歷代以來都推崇天然泉水為養生之水。

早在金元時期，醫家李東垣就在《食物本草》一書中，記載了我國幾百個礦泉水源及養生作用，像是河南禹州西玲瓏山的「涌泉」，有潤膚美髮的作用；江西雩都縣紫陽院內的「甘酸泉」，可以讓鬚髮顏色「黑」回來；福建松陽縣上方山的「煉丹泉」，可以使人有「元氣」，喝久了還可以延年益壽。其他具有長壽功效的還包括廣東化州的「風泉」、甘肅天柱山的「天柱泉」、四川的「牛跑泉」等等，實在多不勝數。

近年來，國內外更有報導指出，長期飲用礦泉水有助於降低心血管疾病的死亡率。

●為何礦泉水大受飲食行家歡迎

長久以來，礦泉水不但被當作長壽飲品，也廣受餐飲界及茶藝界人士的重視，這是為什麼呢？

首先，礦泉水是經過層層砂岩滲透出來的，等於過濾了好幾次，因此水質柔軟、沒有雜質，喝起來清澈甘美，也不像硬水一樣有不易煮熟食物、降低食物營養價值的問題；其次，它含有多種無機物，尤其是珍貴的礦物質，可以彌補某些食物營養素的不足；最後，礦泉水有它獨特的風味，而且隨各地而異，以它沏茶不但湯色明亮，還能充分展露茶的香味。

除此之外，礦泉水還含有適量的碳酸離子（每公升約含二十至三十毫克），喝起來相當爽口；其水質也偏向鹼性（一般自來水的酸鹼值都維持在中性的七，礦泉水則在七至八之間），有益於調整飲食不當所形成的酸性體質。

就是因為礦泉水有這麼多好處，因此，據說日本許多著名的餐館，不惜千辛萬苦到深山尋找水源，以熬製出獨特的湯頭。至於泡茶，早在唐代陸羽的《茶經》一書中，就指出用山泉水泡茶最好，他甚至還指出泡茶用水的等級：「其水用山水（即現在的礦泉水）上，江水中，井水下。」從現代觀點來看這個說法倒也通，畢竟，台灣的河川已遭垃圾和工業廢水等污染，即使經自來水廠加氯過濾，也仍然無法讓人放心（參見145頁）；而井水更糟，台灣的地下水多已遭各類有害金屬污染，能安心飲用的井水幾乎屈指可數。因此，純正天然的泉水，就成為碩果僅存的天然水，相當珍貴，難怪現在便利商店裡一瓶礦泉水，售價比一瓶汽油還貴。

最後要提醒大家，由於現在山區天然礦泉水取得不易，一般人也沒時間到深山取水，於是坊間出現不少以山泉水為號召的賣水行；然而，很多一大桶一大桶賣水的水行，其水質頗令人懷疑。像有些水行為了運送方便，便以河流下游為取水地點，衛生堪虞；有些賣的根本是煮沸的自來水，營養素全跑光了……。因此，如果真的想喝天然礦泉水，與其找不知名的賣水行，不如多花點錢，選購市面上有品牌的瓶裝礦泉水較為安心。

純淨之水——蒸餾水

●蒸餾水的原理與特點

相對於含有許多成分的礦泉水，蒸餾水可說是呈對比的水——完全不含任何物質。顧名思義，蒸餾水就是經蒸餾而得的水，而所謂「蒸餾」，即是使液體沸騰產生蒸氣，再收集蒸汽冷凝成液體，使液體純化的一種技術。

由於被蒸發的水分無法載送水中的礦物質及細菌，因此經冷凝變回的純水可說是「絕對純淨」的水，這使得以「純水」姿態現身的蒸餾水，廣受畏懼水污染的現代人歡迎。

尤其在許多水質狀況極差的地區，或是水中化學物質含量高，或是水鹹性過重，此時蒸餾水幾乎是當地居民安全飲水不得不的選擇。有些醫生也表示，由於現代人往往由不正確的飲食中攝取過多毒素，倘若水質本身又未濾除毒素，致使過多毒素累積在體內無法代謝排出，身體狀況就會變得相當差，因此醫師會建議某些罹患環境疾病的患者，適度飲用蒸餾水以淨化身體。

另外，對於容易腹瀉的嬰兒來說，使用不含任何雜質的蒸餾水沖泡奶粉，也可以降低一些腹瀉發生的機率。蒸餾水對許多病人亦是極佳選擇，如高血壓、腎臟病及心臟病患者必須適當控制鈉鹽的攝取，腎結石、膀胱結石患者也應該喝低鈣鹽的軟水，此時，除了經嚴格過濾的逆滲透純水外，蒸餾水是相當適合的飲用水。

●蒸餾水的缺點

儘管蒸餾水有許多優點，但它還是有一些隱憂。因為水中某些礦物質及微量元素，如鋅、鎳、銅、鈣、鎂、鐵、錳等，都是人體不可或缺的物質，倘若本身飲食攝取不當又非「純水」不喝，身體就很容易缺乏礦物質，如此時間一長，你的身體就會像缺乏某些必要螺絲釘的機器一樣毛病百出，因此醫師對於長期飲用蒸餾水多持保留看法。

此外，由於蒸餾水不含任何礦物質，是屬於口感較佳的軟水，因此作為沏茶與烹調食物之用也頗適合，不過比起礦泉水來說蒸餾水就沒有自身風味，這也算是它小小的缺點。

神奇之水——電解水

●電解水的起源

近來國內出現許多本討論電解水的專書，能夠產生電解水的各式整水器也在家電賣場或直銷界大行其道。其實，電解水的研究很早，早在一九三〇年代，日本人諏訪方季就以全國數百處的自來水、井水、河水、湖水、海水、礦泉水和溫泉水等水質為研究對象，進行電器實驗。這項長達二十一年的研究，為後續農業、醫學專家們奠定了研究基礎。一九六六年，電解水機（又稱「電解水生成器」）正式獲得日本衛生當局核准製造，作為醫療用物質生成器。

既然電解水機這麼早以前就有了，為什麼近年來才大受歡迎呢？這恐怕與現代人體質大幅改變有相當關係。

●不良的酸性體質

許多醫學專家都認為，人體以弱鹼性較佳。因為一旦體質傾向於酸性，細胞作用就會變差，身體各個器官、組織機能也會減弱；新陳代謝趨緩，廢物不容易排出；腎臟和肝臟的負擔都會加重，從而導致慢性病形成。同時，有研究顯示，酸性體質的人比較容易老化，也容易覺得疲倦，對於壓力的耐受度亦比較低，他們經常會感到焦慮不安、心神不寧，甚至會為睡眠不足所苦。

為什麼現代人體質偏向酸性呢？這和飲食習慣有很大關係。隨著西方飲食文化入侵，大量肉食、麵包成為我們主要的菜單，反而是蔬果逐漸被冷落一旁；傳統營養食物如昆布、甘薯等，更幾乎被現代人的餐桌所遺忘，難怪具鹼性體質的人遠比酸性體質的人少。在飲食習慣難以改變的情況下，飲用電解水機製造出來的鹼性離子水，就成為現代人調整體質的替代方法。

●鹼性離子水與酸性離子水的用途

電解水機的運作原理，是先讓自來水通過陽極和陰極的電路板，再分離出鹼性離子水和酸性離子水。根據日本研究水療已久的篠原秀隆博士所言，它們分別具有以下作用：

一、鹼性離子水：

1. 豐潤作用：可以使物質軟化。

2. 溶解力強：具有溶解物質並加以引導的作用，可將廢物排出，也能引出食材本身的味道。

3. 導熱良好：熱的傳導快速，可縮短沸騰所需時間。

基於以上優點，故鹼性離子水相當適合飲用，用於沖泡茶葉及咖啡甚至烹調食物，也具有礦泉水的優點。

二、酸性離子水：

1.收斂作用：可以收斂肌膚。

2.洗淨力強：具有漂白、亮麗功效。

3.除菌能力：具有抑制發霉和抑制雜菌繁殖等作用。

4.導熱良好：與鹼性離子水相同。

基於以上優點，故酸性離子水相當適合美容、沐浴、洗滌之用；由於殺菌力良好，它也可以作為漱口水，或是在受火、割傷時暫代沖洗液使用。此外，對於細菌容易滋生的砧板、餐具及衣物等，酸性離子水也有極佳的去污力。

至於許多電解水機業者宣稱其有治癌、心臟病、高血壓等療效，基本上是誇大宣傳，因為目前仍提不出嚴謹的臨床證據及醫療證明。站在完整醫療立場，消費者不應將電解水視為藥品，而是於接受正規治療之餘，針對特殊體質或特定功能考量下，由醫師建議使用。否則，如果只是一味信賴「神水」之效，完全棄必要醫療措施於不顧，無疑是拿自己的性命開玩笑。

●鈣質的補充

現在的電解水機，除了利用活性碳濾除水中的有害物質外，還以強制溶解添加方式，從內藏式添加筒中釋出活性鈣，以彌補礦物質的不足（因為過度過濾會導致水中礦物質被阻擋）。

鈣質是人體中促進骨骼生長及維持骨骼正常運作的重要成分，而肉類中的動物性蛋白質會加速鈣質的耗損流失。此外，肉類中含有大量的磷，會破壞人體內鈣的平衡，一旦磷增加鈣就會減少，因此，專家經常強調的「不在於吸收多少鈣，而在於留住多少鈣」，就是指應盡量減少磷的攝取量以留住鈣質。

鈣在骨骼內貯存的百分比會隨時間下降，引起骨骼強度減低，其最後下場就是骨質疏鬆——骨骼變得多孔而鬆脆。骨質疏鬆不只是骨質變少而已，其背後還潛藏著駝背、身高減少及發生骨折等陰影。

一般來說，停經期後的婦女骨鈣儲備會流失得相當迅速，至於男性則多半「骨本」雄厚，要到年紀再大一些才會出現骨質疏鬆現象。不過，無論是女性還是男性，對老年人來說某些骨質疏鬆併發症可能是會要老命的。

基於鈣的重要性，故市面上的電解水機均將補充鈣質作為訴求重點；事實上，如果家有正處於成長期的小孩、青少年，或是面臨更年期的婦女，甚至老人，電解水機確實有某些好處。

不過，電解水機也不是全無缺點。由於它需要特殊電極板及活性鈣添加筒，並多具備自動洗淨電解槽的功能，因此價格相當昂貴；而且，它的用水量及耗電量都很兇，因此在購買之前，最好詳加考慮這些經濟因素。另外要注意的是，絕不可以使用地下水、礦泉水、山泉水或受污染的自來水作為電解水原水；否則，一旦原水受鎘、鉛、銅等重金屬污染，電解後的水將會集中於飲用的鹼性離子水中，消費者倘若直接飲用，將會未蒙其利反受其害。

奇蹟之水——磁化水

●磁化水的原理

近年來，磁化水——π性活水受到廣大的討論，由於某些研究指出它可以抑制微生物及異常細胞增殖，更可避免某些有損生命活動的疾病，因而許多人視它為「奇蹟之水」。在一九九八年法國舉辦的第四次國際腫瘤預防大會上，美國加州博士也發表臨床實驗結果，證實π性活水有治療功效。

磁化水的原理，源於我們所生存的環境本身就是一個巨大的磁場，因此所有生物的基本單位細胞均處於輕微的磁力狀態，藉由磁場的平衡，體內的電解質才得以正常運作；相反的，如果我們受外在環境影響導致體內磁場紊亂（例如居住於輻射屋內或高壓電塔旁），細胞內外液中離子的平衡就會受電流影響而遭破壞，使細胞受損，甚至形成癌細胞（如癌細胞中的鉀離子就明顯不足）。

因為科學日益進步，現代人受電磁波的影響也日益嚴重，從大哥大到微波爐，電磁波正一步一步影響我們的身體，因此，有人提出藉由飲水調整體內磁場的主張。

所謂「π性活水」，就是在水中添加鐵和氯化合物——二價三價氯化鐵，使水轉成活性水，進而整頓體液中的混亂分子，使體內磁場安定。

●礦物質功能更強大

對於磁化水的療效，有很多不可思議的說法，有人說它可以降低膽固醇、降低血壓，甚至控制糖尿病；也有人說它可以溶解「結石」，改善牙齦炎；更有人說它對於特異性皮膚炎、氣喘、消化器官異常也有極佳療效。

姑且不論這些說法的真實性，π性活水既然可以整頓液體中混亂的分子，自然有助於強化水中礦物質的功能。前面說過，礦物質是構成身體細胞的原料，也是調整生理機能的必要成分，因此，只要礦物質在有秩序的環境下盡情發揮功能，骨骼、牙齒、肌肉、血球、神經等自然可以得到良好補給，滲透壓、心臟肌肉收縮、神經傳導等機能也能夠順利運作，體液酸鹼值亦得以維持平衡。由此來看，磁化水所謂的神效，似有幾分道理。

不過，由於磁化水是在最近才獲得廣泛研究，普及率不高，因此製造磁化水的機器相當昂貴，一般家庭恐怕難以負擔。如果家中無法購置磁化水淨水器又擔心體內磁場紊亂，不妨盡量減少使用高電磁波的家電用品，例如映像管電視、使用映像管顯示器的電腦（這兩者均會發出輻射線）、微波爐、螢光燈，以及其他具有變壓器和電動馬達的產品，並避免在附近有高壓電塔的環境中活動。

第六章

安心喝好水

- 地球的水已經生病了
- 市售包裝水完全小檔案
- 聰明選購淨水器
- 不可輕忽的開飲機
- 健康好水DIY

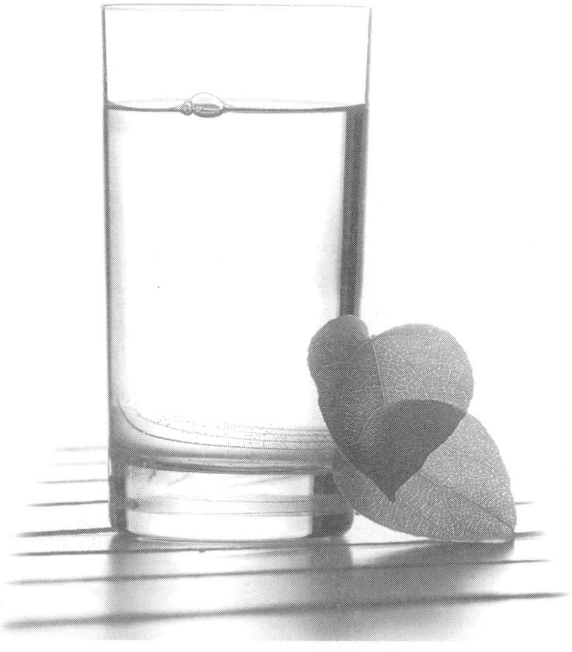

地球的水已經生病了

●全球性的水污染

一九九八年，孟加拉出現可能是史上最嚴重的集體中毒事件：成千上萬的人一天天身體孱弱、形容枯槁，他們的手腳上覆滿了腫瘤與爛瘡，皮膚有如腐敗的水果表皮……，更悲慘的是，他們正逐漸步入慢性死亡。這場中毒事件的元凶是砷，而孟加拉有半數地區居民飲用的地下水，含砷量在危險程度以上。一位調查此事件的學者指出，他估計中毒者約有一千八百萬人——而這只是保守估計。

也許你認為這種情形只會出現在落後國家，事實上，即使如已開發國家的美國，也逃不掉水污染的陰影。《美國新聞與世界報導》曾經揭露，加州漢福特地區的飲用水中仍然存有砷問題。疾病防治中心也統計，全美國一共有超出九十萬人因水中含有細菌而致病，其中有九百多人喪失了寶貴的生命。而在農業發達的佛羅里達州、愛荷華州，更發現飲用水中含有相當多會致癌的硝酸鉀，這是因為農藥大量污染水源之故。

回頭看看台灣，據保守估計，台灣至少已有三成以上的水源受到不同程度的污染，其中又以大腸菌類、鐵、錳、砷等金屬含量最嚴重。除了工業用排放廢水外，養豬戶的污水，以及經農藥、垃圾污染的水，都讓台灣的水質急遽惡化。更誇張的是，在桃園大漢溪水源地帶，還發生輻射污染事件——只因為不肖廠商在河床一帶埋下核子原料鈾，就導致部分桃園市及台北縣二百八十八萬人活在飲用輻射水的恐懼中。

民眾任意的糟蹋水源，會不會讓台灣人有一天，要像沙漠中的人一樣買水喝呢？

●自來水中的有害物質

如果做一分民意調查，會有多少人相信自來水是真正安全的呢？

不能怪我們沒信心，因為當前的自來水中確實隱藏許許多多可怕的物質。

由表6-1可以看出，水中的毒性物質，是如何毒害我們的身體。然而，這些還只是冰山一角，根據美國一項調查顯示，美國的飲用水中含有超過兩千一百種以上的有毒化學物質，相對於水污染更嚴重的台灣，這個數字恐怕還太保守。

以我們最熟悉的氯為例，為了將污染的水處理成可以飲用的水，自來水廠都會添加以氯為主要成分的消毒藥劑，但氯真的是安全物質嗎？早從一九七四年起，氯即被陸續證實對人體的健康產生威脅。當我們直接接觸或吸入氯後，皮膚和喉嚨黏膜的水分會被帶離，與氯結合形成泛亞氯酸和鹽酸，引發強烈刺激並破壞細胞機能，從而導致貧血、嘔吐、喉嚨腫脹，嘴部、胃部的發炎和疼痛，血液循環的失常，以及呼吸道的嚴重刺激等症狀；甚至還有很多研究顯示，氯和高血壓、糖尿病、心臟病等文明病有極大關聯。此外，氯也會破壞一些如維生素C之類的營養素，日本京都大學的系川嘉教授就發表一分報告，指出用自來水煮飯，維生素B_1會少掉一半。

諷刺的是，經過氯處理而被認為是乾淨的水，離開自來水廠經由管

表 6-1　水中毒性物質對人體健康的影響

水中毒生物質	對人體健康的毒害
鋇	鋇鹽會沈積在人體的肝、肺、脾臟中，容易使心肌、血管產生收縮，增加心跳和血壓，以及神經等中毒。
錳	過多的錳會積聚在肝、腎臟中，產生錳中毒，患者會產生類似腦炎症、昏睡、浮腫現象。
鉻	鉻酸鹽會刺激皮膚，引起潰瘍；六價鉻會侵蝕消化器官，會導致癌症、腎臟炎及脆骨病等。
銅	過多的銅會引起嘔吐、肝中毒，含量若每公升超過 100 毫克，甚至會引起胃腸黏膜炎、血色沈著症等。
鋅	過多的鋅會引發腸胃疾病。
鎘	是有累積性的劇毒，能濃縮積聚於肝、腎、胰臟和甲狀腺等器官中，導致生長機能衰退、貧血，以及破壞腎臟、甲狀腺等功能。
汞	會刺激中樞神經引發中毒，產生目盲、耳聾、肌肉運動神經失調、對光線過度敏感甚至瘋狂等現象。
砷	食用超過100 毫克，會產生嚴重中毒；微量積聚在體內，則會造成慢性中毒、癌症及烏腳病。
硒	會造成齲齒，並會累積在肝、腎、脾臟中，形成癌症。
酚類	會影響黏膜、皮膚和神經系統的功能。

線、水塔流出我們家中的水龍頭，又會經歷二次污染。以目前四處林立的公寓大樓為例，由於水壓的關係，自來水都是先儲存於地下室的水槽，再用抽水馬達打上屋頂的水塔，最後才分層供水。這個過程看似沒問題，但由於台灣很多公寓大廈管理不彰，水槽、水塔往往多年未加清洗，如此日積月累，更多有害物質就大搖大擺的現身了。蓄水池裡漂浮著蟑螂、老鼠死屍，也不是不可能；媒體還曾經大幅報導某座公寓的水塔發現了人的屍體，這種衛生狀況真是駭人聽聞。

除此之外，管線也是很大的問題。建商基於省錢因素，不見得會為住宅裡裡外外全部配上安全的鋼管，而往往用塗了鋅的鐵管替代，結果三、五年後隨著氧化生鏽，鋅和鐵就開始釋出，讓水起了變化。

既然新房子的管線已有問題，老房子當然更糟，台灣在民國六十七年以前興建的房子，所使用的仍是鉛管，單單台北市，鉛管的總長度即高達八百六十六公里。老舊的鉛管會釋出鉛，長期累積在體內就容易形成「鉛中毒」，患者會有便秘、食欲不振、貧血虛弱、感覺麻木、腹痛、筋肉麻痺和婦女流產等症狀，這對於抵抗力差的小孩、孕婦、老人來說是非常不利的。

●水中有害物質和癌症的關係

美國加州柏克萊大學一分研究指出，因砷而導致癌症死亡的風險值是千分之二十一。而曾經三度代表世界衛生組織，前往孟加拉的流行病學專家史密斯也說：「飲用水中的砷，如今已經成為致癌率最高的來源。」看看前文孟加拉人的慘況，就知道這種元素有多惡毒，而且它不但會致癌，還會導致胎兒畸型。

行政院環保署也曾經提出一份報告，指出部分自來水中含有人體致癌物質及致突變性物質，而這些物質多與加氯的衍生物「三鹵甲烷」有關。在有關膀胱癌和直腸癌的研究中，加氯的自來水一直是重要角色。全美國癌症協會發現，飲用氯水的人罹患膀胱癌的機率是其他人的兩倍；另一份醫學報告更提出可怕的數字：長期飲用或使用以氯消毒過的水，罹患膀胱癌的機率可能高達百分之九。此外，《美國大眾健康期刊》亦曾經指出，每年至少有四千二百個膀胱癌，以及六千五百個直腸癌案例，與飲水中含氯有關。

說來實在很諷刺，氯的主要作用是消除水中的有害物質，結果有害物質表面上是消除了，私底下卻和氯結合成為害更大的衍生物。然而，儘管如此，基於氯具有價格便宜、使用方便、消毒力強且效果持久等優點，以至於近百年來仍是作為抗菌劑的最佳選擇，而且更糟糕的是，隨著水污染日趨嚴重，自來水廠只能添加更多的氯，結果使得有害物質的勢力日益坐大。

唉！希望新世紀到來，人類可以減少環境污染的問題，發明天然無毒的抗菌消毒劑，讓大家飲用真正乾淨的水。

市售包裝水完全小檔案

現代人已經越來越了解水污染的嚴重性，因此購買瓶裝飲用水的人越來越多。然而，只要喝下用瓶子或桶子裝的飲用水，就完全沒問題了嗎？在這一節中，我們就針對一般常見的市售包裝水，做完全徹底的分析。

●市售包裝水的種類

目前市面上的包裝水琳瑯滿目，讓人看得眼花撩亂，弄不清楚這個小瓶子和另一個小瓶子裝的水有什麼不同。事實上，根據中華民國國家標準的界定，市售包裝水可以簡單分成兩種：

一、包裝礦泉水：

一般市售的礦泉水多屬於此類，對此國家標準下了一個定義：「礦泉水藏於地下，由自然湧出或人工抽取的天然水源中取得，其水質應符合主管機關規定。」包裝礦泉水的製造過程要求比較嚴格，從原水到成品均不得添加任何物質，除了採用物理方式過濾除菌之外，僅得以攝氏八十五度加熱三十分鐘、紫外線照射及加臭氧等方式處理，以免破壞礦物質等天然成分。

二、包裝飲用水：

是沒有限定水源的水，如市面上常見的冰河水、純水（例如蒸餾水、逆滲透水），以及其他經過處理的自來水（例如燒開水、電解還原水）

等，都可以列入這個領域。包裝飲用水的製造過程可以很多元化，除了不得添加任何添加物之外，凡是像礦泉水一樣使用過濾、紫外線照射及加臭氧，或是採用加氯、高溫加熱，以及其他合法的物理性或化學性滅菌方式都可以。

值得注意的是，由於包裝水品牌之間競爭激烈，有些廠商也開始引進加味水，在水中添加果汁等口味，使水變得好喝一些；還有廠商添加營養成分如維生素、鈣質等，標榜他們賣的水是高機能飲料。事實上，這些都不過是銷售的花招，對人體的好處很令人懷疑。

以前者為例，在添加果汁的同時，不可否認還會附帶糖分及種種人工添加物，這種水喝得越多，身體就吸收越多不好的物質；至於後者，所添加的人工營養劑是否真能為人體完全吸收，也讓很多營養師提出質疑，例如從天然水果攝取的維生素C，在體內五小時後就達到最高濃度；相對的，化學合成的維生素C，同樣時間只剩下五分之一，其他都已經流失了，腸胃根本來不及吸收。

因此，與其花費比較高的價錢，去購買這類飲料來追求健康，倒不如購買品質好的普通包裝水。

●市售包裝水大評比

中華民國消費者文教基金會（以下簡稱「消基會」）曾經針對市售包裝飲用水，做了一份非常好的測試報導，公佈於一九九八年八月號的《消費者報導》。在這次測試中，採用了「包裝礦泉水」及「包裝飲用水」各三十三件做樣本。

消基會的評比內容非常嚴謹且詳盡，有興趣的讀者可尋找該期雜誌詳加閱讀，在此僅列出其評比項目，一方面顯示消基會是如何進行嚴格的測試，一方面也提供讀者認識好水的標準。

一、標示：

指包裝上的品名、內容量、製造日期及保存期限、製造商或進口代理商、地址等標示是否明確清楚；另外，礦泉水還應列出水源核准文號或水源地，以免魚目混珠。

二、生菌數：

消基會將生菌數區分為三個等級。以「○○○」符號表示每西西生菌數含量在零至兩百個之間；「○○」表示在二百零一至兩千個之間；「○」表示在二千零一至兩萬個之間。在這項調查中，約有四成的包裝礦泉水，以及兩成的包裝飲用水，生菌數含量每西西超過兩百個，最高甚至達到每西西兩萬個，由此可見一般包裝水不見得非常安全衛生。

三、大腸桿菌群：

在這次測試的所有樣本中，都沒有發現。

四、砷含量：

除了「富維克」天然礦泉水和「怡康」礦泉水，檢查出每公升含有低於○．○五毫克的砷，其他樣本都檢查不出來，不過全部都符合國家標準規定。

五、總硬度：

消基會將總硬度區分為三個等級。符號「○○○」表示每公升碳酸鈣含量在零至七十五毫克之間；「○○」表示在七十六至兩百五十毫克之間；「○」表示在二百五十一毫克以上。在這項調查中，所有樣品中的碳酸鈣含量，都符合中華民國國家標準規定。

六、有效餘氯：

所有樣品都沒有餘氯反應。

●購買市售包裝水注意事項

對於如何聰明選購市售包裝水，消基會還提出一些寶貴的建議：

一、注意製造日期和保存期限，並且盡量選購距離製造日期比較接近的產品。

二、注意包裝是否完整、密封，如果有瑕疵、裂縫或受到擠壓，更應該仔細檢查水中是否有異物存在。由於黴菌經過搖晃後會凝聚成絲狀，因此在購買前先搖一搖瓶身，可以避免買到含有黴菌的礦泉水。

三、某些廠商會用「礦×水」來魚目混珠，事實上只是添加人工營養劑的自來水。為避免買到冒牌貨，最好先仔細察看商品包裝上有關水源類別及水源地的標示；此外，從「是自然湧出或是人工抽取」及「製造的除菌方式」，也可以看出端倪。

四、用聚氯乙烯（PVC）包裝的水，由於密合性不夠，而且瓶口較不平滑、瓶底有縫合線，在搬運或擠壓時容易遭到污染，所以最好購買寶特瓶(PET)包裝的水，以保障飲用水的品質與安全。要分辨這兩者，可以看瓶底，如果瓶底的縫合處是個圓點，那就是寶特瓶；如果是一條橫線，則是聚氯乙烯瓶。此外，察看包裝容器上三角循環箭頭的回收標誌，其中數字及下方英文字也能區分它們的不同（參見圖表6-2）。

圖表 6-2　由回收標誌看包裝

數字１，表示為寶特瓶(PET)

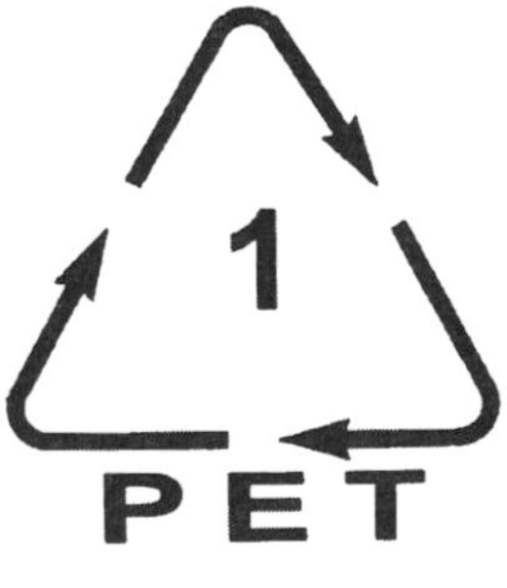

數字３，表示為聚氯乙烯瓶(PVC)

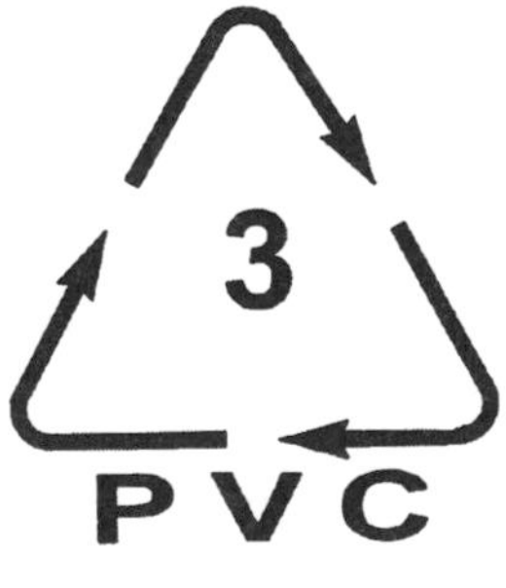

●市售包裝水該如何保存

最後要提醒你，即使選對了水，如果保存不當，喝了仍然會對身體有害。以下，就是針對保存的幾項建議：

一、不要貪便宜一次買個好幾箱，以免增加保存難度。

二、未開封的商品，應該放置在通風、避光的場所或冰箱中保存。

三、已經開封卻未能及時喝完的產品，一定要放入冰箱中保存，而且要盡早喝完，以免細菌滋生。

聰明選購淨水器

前面提過自來水含有不少有害物質，要降低這些物質的含量，採用淨水器似乎是比較簡便的方法。不過，市面上淨水器種類繁多，每個都強調自己採用的原理最科學、製造出來的水最好……，讓消費者難免感到一頭霧水，甚至誤以為價格越貴的越好。事實上，購買昂貴的淨水器不見得真正適用全家人，是否合用才是真正應考慮的重點。

以下，就針對市面上主要幾種淨水器過濾方式做一概略解說，讀者可以參考選擇最適合自己和家人使用的淨水器。

●活性碳

活性碳是最早風行的淨水濾材，它是將木材鋸屑、木炭（可以將硬水變軟水）或椰子殘渣等碳化，再以水蒸氣等活性化製成，一般可分為粉狀（由木材鋸屑、木炭製成，品質較佳）和粒狀兩種。

活性碳的吸附能力很強，因此可以過濾水中雜質、重金屬及水管中的鐵鏽，消除氯氣產生的臭味，以及濾除致癌物質三鹵甲烷。不過，使用時間一久，活性碳濾心很容易產生細菌，所以當已屆臨使用期限，或是濾心顏色變黃、淨水流量漸小時，就要及時更換。

早期活性碳淨水器體積不小，如今體積多很迷你，有些甚至可以直接安裝在水龍頭出水口上。此外，它的價錢也相當合理，一千多元就可以買到，堪稱是經濟實惠的選擇。

●紫外線殺菌

其原理是利用紫外線燈管產生短波紫外線，來消滅水中的細菌、黴菌和藻類，從而達到消毒的目的。由於沒有添加任何物質，所以水沒有異味；不過如果水質混濁，殺菌效果就會大打折扣。另外，燈管也需要定期維護，以免失去作用。

●中空隙膜

中空隙膜是像通心粉一樣的管狀細線，壁面上有無數個直徑只有〇・一～〇・〇一微米的超微細濾孔，由於它的孔徑比細菌小許多，因此可以去除大腸菌、赤痢菌、結核菌和化膿菌等大多數細菌，並過濾黴菌孢子、微粒雜質及水管生鏽造成的紅鏽污濁物質；相對的，它的孔洞又比溶解的礦物質大，所以仍然能夠保留對人體有益的營養素如鈣、鎂等。

不過，中空隙膜沒有脫臭能力，無法去除自來水中的異味；對於極微小的病毒，中空隙膜也是「沒法度」，因此市面上的中空隙膜淨水器多搭配其他淨水機能以為輔助。

●離子交換樹脂

將中空隙膜的管狀細線做成球狀，藉由不同功能的樹脂球來吸附水中的雜質及污染物如硫、氯、碳酸鹽等，就可以淨化水質。不過，由於它是藉由鈉來交換水中的鈣或鎂，從而使水質軟化，而一個二價的鈣離子或鎂離子，需要用兩個鈉離子才能取代，因此用這種方法處理水，很容易使水中的鈉離子含量增加。

如果家中有高血壓、腎臟及心臟疾病等慢性病患者，或是屬於這類疾病的高危險群，最好不要使用這種機器。此外，它本身也不具殺菌效果，故必須定期清洗、更換濾心，以免細菌滋生。

●RO逆滲透

是目前相當流行的濾水方式，隨機體大小價格差異很大，便宜的幾千元就可以買到。它的原理是施加比逆滲透壓更大的壓力，讓水通過半透膜，從而去除水中雜質和礦物質，因此所得到的是接近蒸餾水般的「純水」。

由於 RO 逆滲透機器可以去除九成以上的雜質，所以很適合水質不佳的地區使用。不過，由於「去除」的動作太徹底，往往會連礦物質都一併去除。

●陶瓷濾心

是混和黏土及岩石等粉末，燒成球狀或板狀的濾心，每一個淨水器裡面都有無數顆小濾心。由於黏土及岩石組合比例不同，加上燒製溫度有異，因而產生不同功能。當水流經陶瓷濾心時，陶瓷和陶瓷之間會摩擦碰撞，產生電氣和磁場；並藉由水分子的細分化，以及陶瓷的金屬離子作用，產生殺菌力。

陶瓷濾心的缺點是，它不能完全去除水中的化合物，而且必須經常清洗、保養，以免滋生細菌、積聚雜質，影響淨水功效。

除了以上淨水方式之外，第五章提到的蒸餾水、電解水和磁化水，也是熱門標的，不過這類淨水器的價格都非常昂貴，基於經濟因素，選擇以上較便宜的機種，效果也不會太差。況且，市面上還有許多淨水器結合多種方式，例如活性碳加上中空隙膜，以擷長補短，製造出更理想的水質。此外，也有些淨水器會添加天然的麥飯石、貝化石或沸石作為輔助過濾器，或是添加珊瑚化石以增加水中礦物質含量，如此也可以生成弱鹼性的水質。

當然，淨水器也不是全然方便的，例如淨水器不可以使用熱開水，尤其是活性碳，只要熱水一穿越，鐵定會把好不容易吸附的污物帶出來；其他淨水器也無法通過攝氏三十度以上的熱水，只有中空隙膜耐熱性可達攝氏八十度。此外，淨水器會延長給水時間，最多可達十倍左右；定期更換濾心，也是一筆開銷，保養更需費心，否則反而會喝下更多病菌。因此，選購淨水器時，一定要多方考慮及比較。

不可輕忽的開飲機

●開飲機不能隨便買

或許是一般大眾還未認知到水質的惡化，或許購買淨水器對許多人來說還是一筆經濟負擔，因此家庭開飲機的普及度遠遠超過淨水器。然而，開飲機市場的混亂更像是戰國時代，消費者根本不知道好壞的標準，以至於很多人都是看到量販店特價促銷就買了，這種盲目的選擇相當可怕，因為如此很有可能會讓家人喝下不衛生的水而染病。

為此，消基會曾特別針對市面上二十九個不同品牌的溫熱開飲機，以及十一個不同品牌的冰、溫、熱開飲機進行測試，其結果分別公佈於一九九八年三月號和五月號的《消費者報導》上。

這兩次調查測試中，在溫熱開飲機方面，依加熱法不同分為加熱膽式、加熱管式（蒸汽式）和熱泵式；在冰、溫、熱開飲機方面，依不同製冰方式分成壓縮機式和熱電冷卻器式，其中前者可依加熱法不同分為加熱膽式及加熱管式，後者則只有加熱膽式一種。

有興趣的讀者，可以尋找這兩期雜誌閱讀詳細的調查報告表，在此僅列出其調查及測試項目就重點說明，一方面顯示消基會是如何進行嚴格的評比，一方面也提供讀者用以作為選購開飲機的標準。

一、調查項目：

1.商品標示：商品標示是商品的身分證，如果缺乏標示或標示不清楚，就可能會發生誤用情形而引發危險。一份完整的商品標示，應該包括：商品名稱和型號、額訂電壓（V）及額訂頻率（Hz）、總額訂消耗電功率或額訂輸入電流、製造年份或製造號碼、生產國別或地區，這些都應該在商品本體上標示清楚；另外，產品的規格、注意事項或警語、使用方法及緊急處理方法，以及製造或委製廠商名稱、地址和電話，也應該標示清楚，如果沒有標示在商品本體上，就應該在內外包裝或說明書上標明。

2.合格標識：開飲機須通過經濟部商品檢驗局的檢驗，才有品質保障，如果沒有貼「合格標籤」，依法是不能販賣的。

3.使用冷媒種類（僅限於冰、溫、熱開飲機）：開飲機製冰水的原理有兩種，一是壓縮機式，二是熱電冷卻器式。前者原理是像冰箱一樣，使用需填充冷媒的壓縮機來製冷；後者則是兩種特殊的金屬板連接通電，使此雙金屬板連接的一邊變冷，以降低水溫。在這次調查中多數開飲機都是壓縮機式，但只有「大家源」使用環保冷媒（R-406A），其他不是未標示就是使用非環保冷媒（R-12）。

二、測試項目：

1.容量：有些廠商會誇大其容量，因此消基會特別進行實測。不過，比起其他測試項目，容量稍有誤差不是很重要。

2.是否會喝到生水：冰、溫、熱開飲機比起一般的溫熱開飲機，喝到生水的機率高出許多，且有些冰水竟然是由生水製成，實在相當可怕。像這次調查就有超過一半的機種不合格，這可能是由於管線、止水閥等設計不良所致。

3.是否沸騰及熱水水溫是否合格：有些開飲機在未達到沸騰溫度時就

停止加熱動作，且燈號馬上轉至保溫，這使得消費者喝到的只是熱水而非開水。

4. 加熱時間：開飲機加熱時間的長短，和加熱膽的容量、停水加熱時的溫度，以及消耗電功率等有關。不過，時間短的不見得都好，因為有些可能並未完全煮沸，故必須參考前兩項進行比對。

5. 製冰水時間（僅限於冰、溫、熱開飲機）：這次調查中所有的開飲機，都可以將水溫降至攝氏十三度以下。一般來說，壓縮機式製冰比熱電冷卻器式快很多，不過「晶工」製冰時間僅需一個小時，也算相當快了。

6. 是否有燙傷危險及絕緣耐壓：因為要將生水加熱，所以開飲機的內部溫度很高，一旦隔熱設計不良，使用時就很容易燙傷；另外，在潮濕的狀況下用電需特別謹慎，所以開飲機的絕緣耐壓設計也要注意。

總括來說，選購開飲機時，應該就「生水阻隔」、「是否沸騰」和「安全性」等方面詳細察看（冰、溫、熱開飲機還需要考量「冷媒種類」）。尤其在安全性上，不但要注意絕緣耐壓，無水空燒加熱的問題也要注意。因為多數人都習慣將開飲機的插頭插著，等沒水了再補充生水；但若一時疏忽忘記補充，一段時間後加熱膽內的水就會燒乾，因此開飲機一定要有過熱保護裝置不可。

另外，由於開飲機幾乎重達十五公斤，要抱著這麼一個龐然大物清洗實在不太簡單，所以大多數開飲機都有洩水口設計，只要將洩水口打開，就可以進行清洗。不過，洩水口的位置各家不同，其最佳位置是在底部的前方，因為這樣不必將整台開飲機轉至背面或抬高，就可以很方便的將開飲機內的水排出。至於廠商經常標榜的「膽口超大易清洗」倒不算重點，因為每家的膽口都很大，足以讓手伸進去清洗。

●開飲機的清洗方法

一般家庭很少注意開飲機的正確洗法，或是疏於清洗，因而冤枉的喝下許多有害雜質或病菌。對此，消基會特別提出清洗開飲機的正確方法，希望大家能善待開飲機以喝到清潔的水。

一、開飲機的清洗步驟：

1.將開飲機的電源關掉，並且拔下插頭。

2.待水溫下降後，將水由水龍頭或洩水口排出；倘若沒有洩水口，就要取下加熱膽蓋及生水箱蓋，再倒置開飲機，將剩餘的水倒出。

3.取大約五至十粒檸檬榨汁，或取五十西西的醋作為清潔液。依加熱膽內水垢的程度，可酌增清潔液分量以提昇濃度。

4.將清潔液倒入生水箱內，再持續加入清水，直到滿水位線為止。不過，飲水機機種若屬於加熱膽式，就要在倒入清潔液之前先將止水閥轉至「進水」位置。

5.將加熱膽蓋及生水箱蓋蓋上，插上插頭，打開電源，依平時使用方式將水加熱。

6.當燈號跳至保溫，即可關掉電源，拔下插頭。如果是加熱管式（蒸氣式）或熱泵式，則須待加熱膽滿量後，才可以關掉電源，拔下插頭。

7.重複步驟2，將水放乾。

8.倒入一些清水於加熱膽內，以抹布或海綿拭洗加熱膽及生水箱內壁，洗完後將髒水完全排出，再用清水洗一次。

9.將清水加入生水箱中，依平時使用方式將水煮沸，待燈號跳至保溫就關掉電源，拔下插頭。

10.重複步驟2，將水放乾後，即可重新加入清水，煮水飲用。

二、基本上，飲水機沒有一定的清洗週期，從一星期到一個月都有，使用者可根據當地水質（如是否硬度偏高易形成水垢）及飲水量多寡（喝得越多須越常清洗），自行決定多久清洗一次。

三、清洗時，一定要注意勿將開飲機浸入水中，或將電器部分弄濕，以免漏電產生危險。

●使用開飲機注意事項

對於開飲機的使用，消基會還提出一些建議：

一、要測試家中開飲機是否會喝到生水，可以到菜市場的雜貨店買一包「紅花米」進行測試。其方法如下：

1.將半包紅花米溶解於半碗水中成紅色溶液。

2.待開飲機的水煮沸、燈號跳至保溫時，將開關轉到「止水」、「飲用」或「煮沸後」的位置。

3.將紅色溶液倒入生水箱內，靜候兩個小時，期間不能使用開飲機。

4.小心的打開加熱膽蓋，觀察紅色色素有沒有滲入加熱膽。

5.再打開熱水、溫水龍頭，放出一部分的水，觀察放出來的水有沒有顏色。

6.將開關位置轉到「補水」或「加生水」之處，待燈號跳到「加熱」時，再打開溫水龍頭，觀察所放出來的溫水是否有顏色（編按：冰水亦可如此測試）。

7.如果4～6中有一個答案是肯定的，就表示會喝到生水。

二、如果家中開飲機水沒有沸騰就轉為保溫，不妨使用「再沸騰」或「除濾」鍵，以延長加熱時間（通常為三至五分鐘）；而且，藉由水蒸氣的揮發，也可以減少水中的揮發性有機物質，達到去除大部分氯的效果（想徹底除濾，需按鍵三次才行）。

三、雖然開飲機有過熱保護裝置，會自動切斷電源或轉為保溫，但常常如此，還是有可能造成開飲機的損害，因此，倘若長期不使用，最好關掉電源，並拔掉插頭，以確保安全。

健康好水DIY

如果你捨不得買包裝水來喝，也沒錢添購淨水器，甚至不想讓開飲機佔據家中空間，還是有辦法喝到好水。以下，就是一些自製好水的方法：

●除氯秘方

要想徹底去除氯的毒害，使水比較沒有異味，可以在水煮開後打開蓋子再沸騰十分鐘左右；如果嫌麻煩，就不妨多花一點錢，購買具備除氯功能的電熱水瓶。（值得注意的是，有些開飲機沒有除氯功能，如果水沒有先經活性碳過濾，最好先將水煮開除氯後再倒入開飲機中。）

●免除鉛的危害

翻新老房子最好更換全部的管線，以免鉛管繼續危害家人。如果無法更換，每日清晨先打開所有水龍頭排放五分鐘，也可以降低水中鉛的含量。

●自製含有天然礦物質的水

在煮水時，放入一塊乾淨的麥飯石（其他不含砂的岩石也可以），煮上二十至三十分鐘。待水煮沸並經除氯之後，熄火放置一會兒，讓大分子雜質沈澱再飲用（亦可以紗布過濾）。

●使水質變軟的訣竅

一、老祖母有一個軟化水質的絕妙好計，那就是在水中放入洗淨的木炭。木炭是活性碳的原料，可以吸附雜質，也能消除自來水不好的氣味（如氯氣、霉味）。

二、水中如果含鈣過多而導致水質過硬，進而產生混濁現象，不妨在水壺口罩上紗布來過濾。此外，市面上販售的濾水壺，多採用活性碳過濾，效果也不錯。

第七章

聰明喝水，健康加分

- 不必學大象喝水
- 正確喝水活用術

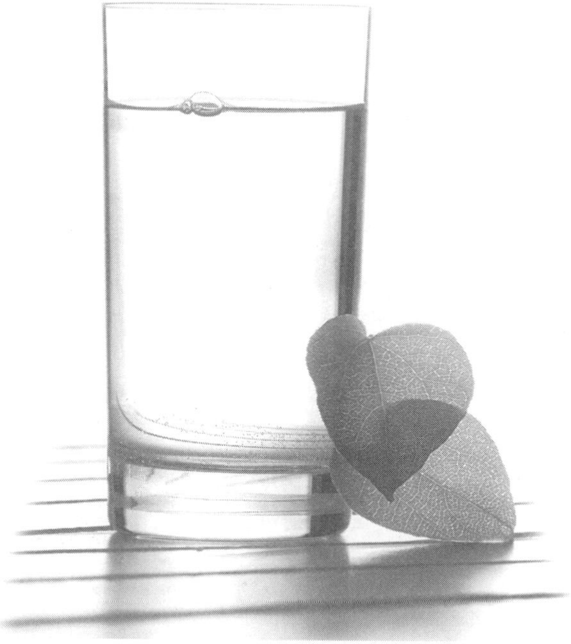

不必學大象喝水

從本書前幾章內容我們可以知道，補充水分很重要、多喝水有益身心；但是，到底要喝多少才夠呢？我們有必要像大象一樣拚命喝水嗎？

●一天的基本需水量

關於人體每天需要多少水分才夠，各家說法都不同，有些說每天喝一千西西就夠了，也有些說要喝到二千至三千西西，讓人無所適從。近來有一個簡單的說法是：成年人每天至少要喝八杯水（一杯兩百五十西西），這個數字到底是怎麼來的呢？

實驗顯示，人體每燃燒十五大卡的熱量，就會耗損一茶匙(十五西西)的水，以一個體重近七十公斤的成年男性來看，他每天約需燃燒兩千大卡，才能夠維持步行、說話等基本需求，如此算來大約一天就需要兩千西西的水。

當然，隨著活動量的不同，新陳代謝會有所不同，人的基本需水量也自然有異，例如活動量大的運動員，一天就不只需要兩千西西的水。表7-1是一個簡單的換算表，你可以衡量看看自己身體的需水量。例如一個體重五十公斤的家庭主婦，由於每天每公斤熱量需求是三十大卡，所以她每天基本需水量是一千五百西西。

●需水量與飲水量的不同

要注意的是，我們每日要喝的水並不等於基本需水量，這是因為食物本身就含有相當多的水分。不同食物所含水分比例（含水量）不同，你可以參考下頁表7-2大致了解，一般來說，由飲食所攝取的水分約佔人體每日水分總

表7-1　不同工作量與需水量之間的關係

工作量（活動量）	職業身份示例	每天每公斤熱量需求	每天每公斤基本需水量
輕工作量	家庭主婦、文書人員	三十大卡	三十西西
中工作量	店員、老師、外務員	三十五大卡	三十五西西
重工作量	泥水工、搬運工	四十大卡	四十西西

攝取量的三分之一，例如一個人藉由食物所攝取之水分約為七百西西，如此，只要再飲水一千四百西西就可以了。

不過，由於每個人的飲食內容不同，且外食經常導致蔬果攝取比例過少，因此適度多補充一些水也無所謂，畢竟，攝取超過基本需水量的水分比較安全。尤其是愛美的健康女性，只要不會出現浮腫，多喝水反而有益美容。

此外，有一個很有趣的現象是，現代人不太愛喝水，喝水量往往不及

表7-2 食物含水量一覽表

食物名稱	含水量
米飯	百分之六十～七十
麵包	百分之四十左右
餅乾	百分之三～四
肉類	百分之五十左右
家禽	百分之六十五～七十
牛奶	百分之九十左右
軟乳酪	百分之六十左右
奶油	百分之四十八～七十九
魚類	百分之四十二～七十五
貝類	百分之八十五左右
蔬菜	百分之九十左右
水果	百分之七十五～九十
水果乾	百分之十五左右
果醬	百分之三十左右

基本需水量，但他們卻認為自己已經喝得很多，原來是他們把咖啡、果汁和碳酸飲料等也算進去了。雖然咖啡、果汁、碳酸飲料和茶、牛乳、豆漿、湯都屬於流質食物，均含有相當多的水分；但為了健康著想，最好還是降低它們的比重，多增加飲水比例，盡量培養以好水取代咖啡、紅茶、果汁和碳酸飲料的習慣。尤其咖啡和茶都有利尿作用，容易造成水分大量流失，所以喜歡喝咖啡、茶的人，喝水得比一般人多才行。

●哪些人該多喝？哪些人該少喝？

有關基本需水量的換算法，只適合健康的成年人，老人、嬰兒則不適用；而且，每個人新陳代謝狀況都不同，因此基本需水量只是參考，並非絕對。

以下，就是根據不同狀況，做飲水量多寡的建議：

一、從體質來看：

中醫將人的體質型態分成「陽性」和「陰性」兩種，前者特質是身形略胖、氣血良好，很有食慾、喜歡肉食；後者特質則是身形略瘦、氣血不佳，比較缺乏食慾，且偏愛素食。由於前者活動量可能比較大，新陳代謝也比較旺盛，加上肉食容易增加血液濃度，所以如果沒有心臟病、腎臟病或肝硬化等疾病，多喝點水比較好；相對的，陰性體質的人就不能攝取過量水分，尤其是冰水或冷水，以免體質更偏陰寒，造成手腳冰冷等毛病。

二、從疾病來看：

有疾病的人，對於飲水量也要注意。例如有感冒、發燒、痛風、泌尿道發炎或結石的患者，在患病期間應遵照醫師囑咐多喝點水，待症狀改善後再逐漸減少；尤其是咳嗽患者喉嚨很乾，倘若水喝得不夠，痰就咳不出來。

相反的，有心臟病、腎臟病、肝硬化和糖尿病等疾病的患者，則應遵從醫師囑咐節制飲水量，因為他們只要多喝一些水，就會增加心臟、腎臟等器官的負擔，如臨床上就曾有病例，一位心臟病患者在運動後一次喝下幾瓶運動飲料，結果竟導致肺水腫（參見182頁「水中毒」）。有胃下垂的人，每日飲水量更應限制在每公斤體重十五西西以內，而且一次只能喝一百西西，小口小口的補充水分，才能讓水分代謝慢慢恢復正常。

產婦產後也要切記勿過度攝取水分。許多產婦抱怨生產後很難恢復輕盈的身材，這除了運動不足外，可能和喝水過多也有關連。因為喝水過多的產婦，不但容易引起筋肉鬆弛和下垂，也很容易引起體內水分代謝障礙，如此不但苗條難求，連身子也變差了。所以產婦在坐月子期間，最好將每日飲水量控制在每公斤體重十五西西以內。

三、從工作型態來看：

夏天流汗比較多，本來就要多喝點水，尤其是經常在大太陽下工作的人或行軍的軍人，一定要多喝水，而且最好喝可以補充電解質的運動飲料；否則體內水分或電解質失去平衡，輕則會影響體內的新陳代謝作用，使皮膚失去光滑和彈性；重則導致所謂的「脫水」。

●飲水過多的問題

雖然飲水對身體有許多好處，但也別為了種種理由而拚命灌水。像有些女性認為只要多喝水人就會「水噹噹」，或為了節食減肥而以喝水取代正常食物的攝取，都不是聰明的作法。一來，人體的體液有一定的平衡，一旦喝水過多，便會沖淡人體中的鹽分，使電解質失衡；二來，喝水會削弱胃液的分泌作用，使人容易感到噁心；三來，過量的水會降低各組織細胞新陳代謝的能力，並加重腎臟的負擔，例如夏天時人往往會覺得懶洋洋的、很想睡覺，這時就要警覺自己是否因口渴而喝下過多的水，使血液濃度產生變化，使血鈉降低，導致四肢痠軟無力。

此外，還有一些研究顯示，喝水過量會引發胃炎、腸痙攣、疲憊、暈眩和消化不良等毛病，並增加心臟和腎臟等器官的負擔。一旦心臟和腎臟等器官負荷時間一久，就會造成體內水分代謝異常，而出現肌膚鬆弛、手腳冰冷等現象，嚴重的甚至會導致心肌擴大、腎水腫、內臟下垂、下肢無力，乃至麻痺等病症。

●嚴防「水中毒」

一般來說，正常人不會「水中毒」，因為體內水分一旦過多，大腦的中樞神經就會下令停止喝水，腎臟也會加強運作以排出多餘的水分；然而，如果是心臟、肝臟和腎臟有問題的人，由於其體內的水分平衡機能無法正常發揮，使水分無法藉由尿液大量排出，只好不斷蓄積於體內，從而產生「水中毒」的症狀。

水中毒最主要的症狀就是「水腫」，從外表浮腫、腿部腫脹（小腿、足踝），進而到全身腫脹，嚴重的甚至會有心臟積水、肺水腫和腹水現象。當患者有呼吸困難、行動不便的情形發生，就表示已經水中毒了。如果進而引起低血鈉症，導致患者的腦中樞混亂，還會出現噁心嘔吐、全身抽搐，甚至意識昏迷等症狀，非常危險。

對於心臟衰竭、肝硬化、腎衰竭及腎病症候群等重症病人來說，水分嚴重失控所引起的肺水腫和腹水等現象，有時甚至會造成死亡，因此這類患者一定要嚴格限制水分的攝取（最好每日控制在一千西西左右），而且要早晚測量體重，上下不得超過半公斤，以提早預防水腫情形。

正確喝水活用術

●什麼時候該喝水

人的大腦就像是一部警報器，當它偵察到體內的血液濃度過高、水分過低時，就會發出特殊的信號，讓人喉嚨乾燥，所以我們會因感到「口渴」而喝水。不過，由於這時體內的水分已經失去平衡，一旦來不及補充或本身機能曾遭受破壞（例如知覺遲鈍的老人，或是嚴重腹瀉、曾罹患腦梗塞的人等），可能就得送進醫院吊點滴了。因此，最好培養隨時喝水的好習慣，一想到就喝，絕對不要等到渴得半死才想一次解決。況且，一次狂飲過多的水，腸胃會很難適應，這樣反而不好。

清晨是一天中喝水的最佳良機。因為清晨飲水可以使腸胃甦醒過來，增加蠕動，防止便秘產生；更重要的是，還能降低血液的濃度，促進血液循環，維持體液的平衡。如果喝下的是一杯淡鹽水更好，因為鹽水有調整體內電解質的作用。日本人常說：「清晨一杯水，一天都『元氣』。」其實這是很有道理的，只要起床時能慢慢的喝下一杯溫開水，不需咖啡就能使整個人清醒過來。

用過早餐以後，也最好能喝一杯水，以加強新陳代謝。不過，最好在飯後半小時再喝，以免沖淡胃液，妨礙消化。如果時常忘記喝水，不妨在飯後就倒一杯熱開水放在桌上（體重比較重的人杯子要比較大），等到水溫涼了，再一杯喝下去，這樣至少可以攝取一天所需近一半的水分。

此外，因為人在睡覺時會自然發汗，尤其是在夏日的夜晚，發汗量比平時還多，所以在睡前喝一杯水也是有好處的，尤其是老人家在夏日晚上睡前喝一杯水，還可以防止腦梗塞。不過，愛美的女性睡前最好少喝一點，以免第二天起床出現身體浮腫現象，甚至出現兩個大眼泡。

當人體處於大量流失水分時，也是補充水分的好時機，例如運動、洗熱水澡時會流失很多水分，最好能在前後多補充五百西西的水分。

●為什麼白天要多喝水

原則上，白天多喝水比晚上喝水來得好，這除了白天本身活動量比較大之外，還基於人體具有生理時鐘的理由。在白天，身體各器官功能都是清醒的，運作比較積極；到了太陽下山後，身體就會漸漸趨向休息。如果體內的廢物來不及在「器官上班時間」內排出體外，就很容易停留堆積在體內變成老舊廢物，這也是為什麼專家多會建議大家早、中餐要吃得好、吃得飽，晚餐反而要盡量少吃且要吃得精的原因了。

為了讓身體在「清醒」的狀況下處理掉廢物，就要在白天多喝水，以趕在日落前將廢物迅速排出體外。一般來說，日落時間大約是下午六點左右，健康的人吸收水分排泄的時間大約是兩個小時，所以最好在下午四點前，就能夠攝取三分之二以上的基本需水量；至於身體狀況比較差的人，吸收水分排泄的時間則約需三、四個小時，所以最好在下午二、三點前，就能夠攝取三分之二以上的基本需水量。

●冰、溫、熱水的秘密

夏天時，相信大家都喜歡來一杯冰冰涼涼的飲料，但事實上冰水卻很傷脾胃。尤其是體質偏寒的女性，在經期前後喝過量冰水，很容易導致腹瀉或經痛。相反的，過燙的水也不好，很多飲茶的人都用溫度近百度的熱開水泡茶，卻等不及茶稍涼一點就直接入喉，這樣對口腔、食道和胃部都容易造成傷害。有研究顯示，喝下過燙的飲料與潰瘍、食道癌有相當關連；此外，動物實驗也顯示，喝下超過攝氏六十度的熱水，會損傷胃黏膜、造成胃炎。如果本身腸胃就不好，喝過冰、過燙的水根本是和自己過不去。

好吧！既然不能喝冰水，也不能喝熱開水，那就喝溫水吧！等一下，你喝的溫水是怎麼取得的？有人說，那還不簡單，把冰水倒進杯裡，再加一些熱開水不就得了？其實這種作法是錯誤的，因為一杯水冷熱不均勻，很容易影響橫隔膜、胃神經的運作，減弱胃部消化的機能。消化情況一差，人就很容易疲倦，神經系統也跟著不好，因此，家中最好準備一個放冷水的水壺，不要用一加一的方式製造冷水。

日本人認為，理想的水溫，應該保持在攝氏十二至十四度之間，因為這個溫度的水味道最好。不過，台灣夏季氣候炎熱，水溫可能稍高，要讓水好喝一些，除了貫徹除氯步驟外，在水中加幾滴檸檬汁，或是丟兩、三片茶葉（倒入幾滴茶水亦可），也是消除異味的好方法。

●勿輕忽飛機上的飲水

近年來，出國旅遊的風氣大為盛行，坐飛機不再是新鮮事，但國人貪小便宜的心態還是不改。由於機上的咖啡、茶、果汁和碳酸飲料等多是免費的（有些酒也是免費），所以很多人都基於「撈本」心態，拚命的大喝特喝，結果反而忽略補充最重要的——水。

說起來有點諷刺，無論是誰待在撒哈拉沙漠裡，肯定過不了多久就會拚命喝水；但待在空氣比撒哈拉沙漠還乾燥的機艙裡，卻很少有人想要多喝水。

有專家指出，飛行三小時的人，一不小心可能體內就會減少一公斤的水，而且飛行時間越久空氣越乾燥，脫水量也越多。這種脫水情形，會讓體內的細胞無法有效率的工作，導致疲勞和精神不佳。很多人覺得長途飛行是一件累人的事，關鍵就出在他們沒有補充足夠的水分。

況且，咖啡、茶和碳酸飲料等均含有咖啡因，會增加利尿效果，加速水分從體內排出，這對於本來就持續失水的人體來說更是雪上加霜。

另外，由於飛行中氣壓下降，體內的氣體會膨脹為平地的兩倍，因此一旦喝下碳酸飲料，就會加重胸悶、腹脹的感覺。當然，飛機的高度也會增強酒精的負面作用，讓人感到更加不舒服。至於果汁，糖分固然是一個問題，但若喝的是像番茄汁一樣的鹹飲料，更會增加脫水的速度。由此看來，在飛機上只有多喝水才是明智的抉擇。

如果你受不了水的淡而無味，可以向空中小姐要一瓣檸檬片和一杯溫熱的開水，在水中加入少許檸檬汁飲用。如此，不但可以補充水分和維生素C，還可以幫助消化系統的運作，水蒸氣也能連帶滋潤乾燥的肌膚，可說是一舉多得。

除了脫水現象要預防外，機艙裡還有一個隱憂，那就是病毒正在伺機尋找下手對象。這是因為乾燥的空氣正是病毒最喜歡、最活躍的生存環境，一旦人體沒有攝取足夠的水分，呼吸道因水分不足而變得乾燥、缺乏黏液阻擋消滅病毒時，病毒就會長驅直入，讓我們很容易就感染鄰座乘客的感冒，或是其他透過空氣傳染的疾病。

要預防這種情形發生，除了多喝溫熱的水之外（蒸氣可以殺死病毒），還可以隨時向空服人員要一條熱毛巾，將你的鼻子和嘴巴埋入其中呼吸，這樣就可以減緩呼吸道乾燥的情形。

最後要注意的是，在飛機起飛前，最好先向櫃檯詢問機上供應的是否為有品牌的瓶裝礦泉水。這是因為某些較落後的小航空公司，所供應的是來自飛機儲水槽的水，這種水都加了氯和其他化學物品以消毒殺菌。如果你確定機上沒有供應有品牌的礦泉水，最好自己先在機場買一兩瓶備用。

●安靜的坐下來喝杯水

電視上的馬拉松選手往往邊跑邊喝水，也有很多運動員一下場就拿起水壺猛灌，當然，還有更多人習慣邊走邊喝水。這樣在活動中隨時補充水分，是正確作法嗎？

這個答案是否定的。雖然，當身體處於活動狀態時很需要水分，但如果一下子喝水喝得太急，很容易會連帶吞進許多空氣，使食道或胃部快速擴張，刺激胃酸大量分泌及胃部快速蠕動。

現代人生活忙碌，凡事都講求個「快」字，連喝水也是匆匆忙忙，這樣攝取水分會削弱排出體內老舊廢物的能力，使人變得不健康，心理壓力也加大。因此很多專家都建議，喝水最好能坐下來喝，保持舒服的坐姿，安靜的慢慢飲用，每口水最好能在口腔中停留幾秒鐘，讓空氣溢出，並漸漸讓心情穩定下來。

適量且正確的飲水，水分才能在體內進行良性循環，幫助去除體內不必要的廢物，防止動脈硬化、整腸排便，進而強化神經的安定性，使整個人變得神清氣爽，徹底釋放體內的壓力。

這裡有個很簡單的例子，那就是習慣於粗茶淡飯的僧侶，雖然飲食不豐盛，身體卻很健康，心靈也很平和。這除了信仰和勞動之外，他們懂得細細品嚐飲食的滋味也是原因之一。即使是簡單的一杯白開水，他們也會抱持感謝之心，仔細的品啜水的滋味，這種作法很值得現代人學習。

只要一天中安排幾個時段，安靜的坐下來喝杯好水，讓水的循環洗滌我們的身心，就是相當好的調養。

第八章

喜歡喝飲料的人「看過來」

- 「酗」咖啡對身體絕不浪漫
- 茶該怎麼喝？
- 碳酸飲料喝出一肚子「病」
- 揭開甜果汁的假象
- 酒的美麗與哀愁

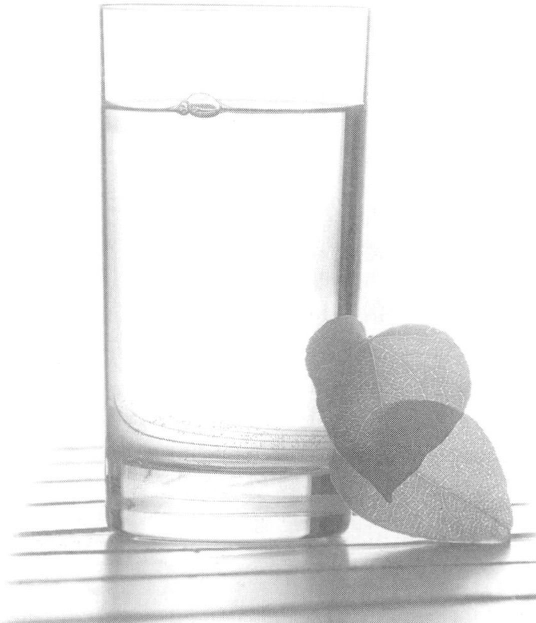

「酗」咖啡對身體絕不浪漫

隨著國人飲食習慣西化，喝咖啡的人口也多了起來，不但各式各樣的咖啡連鎖店如雨後春筍般林立，連強調氣氛的個性咖啡廳也充斥在大街小巷中。在媒體的帶頭炒作下，喝咖啡成為一種「浪漫」的時尚；但是，中國人逐漸摒棄喝茶的傳統而熱情擁抱咖啡，這樣好嗎？

●咖啡的神奇功效

要回答這個問題之前，讓我們先來看一杯咖啡裡面到底裝了什麼？除了會增加熱量的糖（參見212頁）、奶精之外，最值得注意的還是咖啡因。咖啡因是目前全世界消耗使用最多的刺激藥物，很多食物都含有這種成分，但咖啡裡的咖啡因含量特別高。舉例來說，一條巧克力所含的咖啡因約在六～二十六毫克之間，一杯茶所含的咖啡因約在二十～三十五毫克之間（泡得越久咖啡因越多，紅茶含量也比綠茶、烏龍茶高），但一杯蒸餾式咖啡最高就含有一百七十五毫克的咖啡因，幾乎是一杯茶的五至九倍。

據說，最早發現咖啡的是一位埃及的牧羊人，有一天他打算趕羊回家時，羊群們都不肯回家，只顧圍繞著一種不知名的植物跳舞，牧羊人嚐了一口咖啡豆的味道後，也加入了跳舞的行列。由此可知，咖啡提神和使人興奮的功效是多麼神奇。也因為如此，外國人幾乎習慣早上來一杯咖啡，作為一天的開始。有些精神科醫師亦指出，咖啡是溫和的抗憂鬱劑，如果罹患的只是輕微的憂慮症，還不到需服藥的地步，那麼每天喝兩杯咖啡代替抗憂鬱劑並無不可。

這種神奇功效的產生，是因為咖啡因可以偽裝成一種化學物質「腺苷」，而它是由神經末稍分泌出來以安定腦部細胞活動的重要物質。只要喝上兩杯咖啡，大腦就會被「冒牌貨」所欺騙，將半數的「腺苷」趕出去，時間可長達數小時之久。既然真正具有安定功能的因子走了，腦部細胞自然變得較為活躍，腦部活動也更加靈敏。不過，腦部一次能接受的「冒牌貨」有限，隔一段時間再喝提神效果會比較好，如果早上已喝了一杯咖啡，到午餐後一小時再喝一杯，就不會有餐後昏昏欲睡的情形產生了。

美國哈佛大學還發現，長期喝少量的咖啡（三杯以下），罹患哮喘的機率會降低，即使發作，程度也比較輕微，這可能是因為咖啡因和一般擴張支氣管的藥物有相同功效。另一項研究顯示，對於哮喘發作的病人，給予兩杯濃咖啡也是不錯的緊急處理方式，這或許可以減少哮喘病人因一時無法得到藥物而死亡的機率。

●咖啡對身體的負面作用

美國流行病學會雜誌曾經有篇論文指出，長期喝咖啡會增加致死率。這份研究是以近三萬名某基督教教派的信徒為對象，追蹤時間長達二十一年，其結論是，每天喝三杯或三杯以上咖啡的人，死亡率較完全不喝咖啡者高出一點二六倍。另一份在荷蘭的研究也支持這種說法，三千多名公務員及其眷屬經追蹤調查二十五年後，每天喝五杯或五杯以上咖啡的人，死亡率較完全不喝咖啡者高出一點六五倍，由此可見咖啡喝得越凶，死亡率越大。

雖然上述研究無法指出咖啡為何會提高致死率，但一般都相信咖啡的刺激會對人體某些部分產生不良影響，以下就逐一說明：

一、對腦部的影響：

咖啡雖然具有種種神奇的功效，但這些功效卻很容易讓人產生依賴性，尤其是在提神、抗憂鬱的作用上。人體的適應力很快，經常喝咖啡，刺激效果會減弱，有些人為了維持同樣的效果，不知不覺就會逐漸增加飲用量，成為酗「咖啡」的人，結果，大量的咖啡不但不能使人心情愉快，反而會干擾睡眠、使人焦慮不安，這是由於咖啡因對神經系統過度刺激的關係。如果連續每天喝上五、六杯咖啡，人體還會逐漸出現發抖、焦躁不安等情形，有些人甚至會出現恐慌症。

二、對心、血管的影響：

長期喝咖啡也會增加罹患心臟病、高血壓的機率。據研究報告顯示，咖啡因的作用在喝下咖啡後半小時～一小時內達到最高點，收縮壓大概會提高十毫米汞柱；至於心跳，在一小時內會減少，之後則會增加。另外一項研究指出，每天喝四杯以上咖啡的男性，罹患心臟病的機率比正常人高出百分之三十，女性則增加百分之六十；如果每天喝十杯以上呢？罹患心臟病的機率竟然會增加三倍！

值得注意的是，很多人喜歡在面臨壓力時來一、兩杯咖啡舒緩自己，前面也提過咖啡確實能溫和對抗憂鬱症；但如果本身就有高血壓遺傳因子（即家族成員有高血壓患者），或已有輕微高血壓，體內的腎上腺皮質素就會對咖啡因發出強烈反應，很容易引起血壓上升。如此長期刺激下來，即使沒有高血壓的人也可能會罹患高血壓，而已有高血壓的人也可能會加速惡化。

三、對腸胃和膽的影響：

不論有沒有咖啡因，咖啡都會對腸胃和膽有不良效應。研究顯示，只要三杯以上的咖啡，就足以刺激胃酸分泌，使胃酸過多的患者感到不舒服，或加重潰瘍患者的病情。對於某些腸胃很敏感的人，來一杯咖啡也會刺激他們的腸子收縮，產生腹瀉現象；加上咖啡因還有利尿作用，能加速水分排出體外，所以腹瀉情形會更加嚴重。此外，咖啡還會讓上部小腸黏膜分泌出某一種激素，刺激膽囊收縮，所以有膽結石傾向的人，任何一種咖啡都不能碰。

四、對胰臟的影響：

咖啡因會引起血糖上升，倘若一次喝許多咖啡，就會降低葡萄糖的耐受量並降低胰島素的分泌。據研究，每天喝兩杯咖啡的人罹患胰臟癌的機率，比正常人增加了一點八倍；如果每天喝三杯咖啡，罹患機率就會增加為三倍。

五、對女性整體的影響：

咖啡對女性來說絕對不是一項好飲料，理由如下：

1. 每天喝一杯咖啡的女性，比較容易出現經前症候群，而且喝得越多症狀越嚴重，因此有經痛的女性最好避免。
2. 許多調查指出咖啡因和乳房纖維瘤有關，雖然目前還不知兩者間有什麼關連，但許多婦女確實發現，當她們減少攝取含咖啡因的食物和飲料之後，乳房的疼痛就解除了。
3. 咖啡會降低人體對鐵質的吸收率，容易引起貧血。只要在飯後一小時內，喝一杯即溶咖啡，就會使鐵質吸收率下降百分之八十三。

4. 咖啡不但會降低鐵質的吸收率，還會引起鈣質流失而導致骨質疏鬆症。只要每天喝兩杯以上的咖啡，骨折機率就會增加百分之五十，這對於逐漸邁入更年期的中年婦女來說是很大的警告。

5. 美國國立健康學院初步研究顯示，咖啡因會使某些婦女不孕。雖然這項研究結果仍未十分確定，但想生兒育女的人還是少喝為妙。

6. 即使懷了孕，咖啡因也會透過胎盤進入胎兒體內，造成不良影響。美國加州曾有一項大規模的研究，針對近萬名孕婦調查新生兒體重偏低的現象，結果發現，每天喝三杯以上咖啡的孕婦，生出的嬰兒體重偏低。此外，也有研究顯示，咖啡因可能會誘發早產、胎兒產生缺陷，或導致胎兒發育遲緩。不過，對此醫生往往不會特別要求孕婦禁喝咖啡，只會要求限量。一般婦產科多會建議每天不要攝取超過三百毫克的咖啡因，以即溶咖啡為例，最好別超過三杯；如果是蒸餾式咖啡，超過兩杯就千萬別再喝了。

●咖啡的聰明喝法

由上可知，咖啡的負面作用很多，因此能戒除最好。不過，戒除咖啡的難度不輸給戒菸，很多突然戒咖啡的人，都會覺得精力不繼、疲倦不堪，更糟糕的是產生頭痛症狀及暴躁、憂鬱現象，這是因為他們已經對咖啡因上癮了。有些人受不了，便「大開殺戒」痛飲，結果一下子喝太多，反而導致血壓下降，出現相當危險的心悸現象。

因此，要想戒除咖啡，絕對不要操之過急，最好能逐漸減少飲用量，並改喝咖啡因含量比較低的咖啡。在所有咖啡中，蒸餾式咖啡所含的咖啡因最高，即溶咖啡最低。只要將咖啡因攝取量控制在安全界線內，即使不能完全戒除也不會有太大的影響。（見表8-1）

此外，用過濾器濾過的美式咖啡，比起只煮而不過濾的歐式咖啡，較不容易增加膽固醇。這是因為咖啡中含有一種「脂類因子」，會增加人體內的膽固醇，而這

表8-1 一杯咖啡的咖啡因含量

咖啡種類	咖啡因含量
即溶咖啡	60~100毫克
煮沸咖啡	85~130毫克
蒸餾式咖啡	110~175毫克

種成分比較不容易穿透過濾器。因此，即使你喝的是即溶咖啡，也最好先用濾紙過濾後再飲用。

●喝不含咖啡因的咖啡真的沒事嗎？

有些人並不想減少咖啡的飲用量，他們或許會說，市面上不是有「去咖啡因」的咖啡，喝那個不就沒事了嗎？很抱歉，這些咖啡仍然殘存著微量的咖啡因（一杯約含三、四毫克）；而且還是含有「脂類因子」，這種成分加上去咖啡因的不明化學物質，不但不會讓你體內的膽固醇減少，反而還會上升。而且，美國加州的研究人員也發現，這種咖啡會造成某一種脂蛋白（Apolipoprotein B）指數上升，而這種脂蛋白正是誘發心臟病的危險因子。據科學家估計，改喝不含咖啡因的咖啡，反而可能會增加百分之十罹患冠狀動脈疾病的機率，中風的機率更高。

更可怕的是，許多廠商用來去除咖啡因的化學藥劑，如氯化鉀基、乙基乙烯、二氯甲烯等，在動物實驗中都有致癌的可能。即使已有少數廠商致力研究其他去除咖啡因的方法（例如雀巢採「純水式」去除咖啡因），但絕大多數採用傳統作法的廠商依然會以「商業機密」為由，不讓消費者有知的權利。因此，如果大量飲用經這種作法處理過的咖啡，還為了已減少攝取咖啡而沾沾自喜，可是不太聰明哦！

註：本節中一杯容量約為二百西西。

茶該怎麼喝

茶是中國傳統的飲料，如今已傳播到世界各地，飲茶變成一種有益健康的時尚，英國人對紅茶的重視更遠超過咖啡。日本人也認為常喝茶的人比較長壽，故稱一百零八歲為「茶壽」。反觀接受西方飲食文化的中國人，對於茶葉中的營養價值和正確的喝法都不太重視，這實在相當可惜。想要追求健康的人，可不能忽略老祖宗留下來的美味遺產哦！

●對身體好處多多的茶

我國唐代大醫學家陳藏器曾經說過：「茶為萬病之藥。」根據現代醫學的分析，茶葉中確實包含三百多種化學成分，對人體有營養及藥用方面的價值。單單從維生素來看，無論是脂溶性維生素A、D、E、K，還是水溶性維生素B_1、B_2、B_3、B_6、B_{12}、C、PP、H等，茶葉中幾乎統統具備，而且含量還相當的多（見表8-2）。

除了維生素之外，茶葉中的礦物質含量也相當豐富，可以調整人體的酸鹼性。人體多偏弱鹼性，但所吃的主食幾乎都屬酸性，要補充鹼性食物，除了多吃蔬果，喝茶是另一個簡單的方法。像居住在蒙古、西藏的人，日常多以肉食為生，蔬果相當稀少，但他們卻不容易生病，原因就在於他們飲食活動中總少不了茶。

雖然茶葉中也含有咖啡因，但其他成分卻會減少咖啡因的副作用。例如茶葉中的咖啡因

表8-2 茶葉中維生素的含量（每一百公克）

維生素種類	含 量	與其他食物的比較
維生素B1	0.07毫克	比蘋果高六倍，比雞蛋高兩倍。
維生素B2	1.2毫克	比黃豆高四倍，比小米高九倍，比玉米高十一倍。
維生素C	180毫克（綠茶）	比菠菜高五倍，比白菜高七倍，比香蕉高十倍。
維生素PP	4.7毫克	比蠶豆高一倍，比玉米高兩倍。

會促進消化液的分泌，但因為有單寧中和（咖啡因是鹼性物質，單寧是酸性物質）並保護黏膜，所以不會傷害胃壁。由此可知，同樣作為提神飲料，茶比咖啡強太多了。尤其是咖啡對女性負面作用很大，因此女性更應該以茶取代咖啡。而且茶葉中含有很多的錳，還可以預防經血過多及骨質疏鬆哦！

哪一種茶比較好

不同的茶屬性不同，功效也各異，最好能根據體質、季節飲用適當的茶。以下，就根據茶葉的製作方法，大略分成四類來介紹：

一、花茶：

是將香花混和茶葉製成，例如香片、玫瑰花茶等。它含有較多的醇類、酯類，比較溫和不刺激，而且具有類似綠茶的功效，是相當適合春、秋兩季飲用的茶。對於不喜歡茶葉味道的小朋友來說，花茶的味道清新，很容易就能接受，考試前以花茶取代咖啡提神醒腦，是最好的方式。

至於近年來風行的花草茶，不能算是中國所謂的花茶，嚴格來說，它們應該是西洋的草藥，好比我們的中藥，因此不能隨便亂喝。一般來說，多數花草茶都有鬆弛神經、健胃整腸的功效，有些還可以改善呼吸道，算是不錯的茶，和綠茶、烏龍茶結合也相當爽口。不過，選購時一定要找專業的花草茶專賣店，請專業人員針對個人情形調配比較好。

二、綠茶：

是未經發酵的茶，保持了較多的單寧，除了市面上常見的綠茶外，龍井、碧螺春也算是綠茶。綠茶性偏涼，相當適合夏季飲用，體質燥熱的人喝綠茶也很好，尤其是有課業壓力的中學生。綠茶含有很多的營養素，其所含的維生素C是紅茶的五倍，胺基酸也較多，無論在抗老、降血脂等功效上都比較好；而且它還可以促進體內糖分代謝，預防糖尿病。

此外，綠茶含有豐富的兒茶酚，它是一種單寧酸，具有殺菌能力，也能夠中和胃酸，還可以阻止血小板聚集、促進血液凝塊溶解，從而防止血管栓塞，更棒的是它還能抗癌。日本曾對綠茶做過許多研究，發現綠茶中豐富的維生素C與兒茶酚，可以達到預防胃癌的作用；此外，綠茶也可以降低百分之三十～四十肺癌罹患率。如果是喝烏龍茶，兒茶酚含量只有綠茶的百分之四十；完全發酵的紅茶，兒茶酚含量則只剩下百分之十。

三、紅茶：

是經過完全發酵的茶，性微溫，適合冬季飲用。因為它能暖胃，利尿功能也比較好，所以很適合患有胃病、腎炎的人，以及體質偏寒的人。

不過要注意的是，一般喝紅茶多會加糖以增添美味，如此不但會增加熱量，也會耗損體內的維生素B_1，使疲勞無法消除。因此，如果可能的話，喝紅茶最好別加糖，例如帶有蘭花香味的祁門紅茶，只要迅速沖泡，不加糖的滋味也很好。

四、烏龍茶：

屬於半發酵茶，兼有綠茶的鮮濃和紅茶的甘醇，四季都可以飲用。它可以調整浮躁的情緒，很適合工作壓力沈重的上班族；而且飲用烏龍茶還能提振食慾、促進消化，尤其是現代人飲食偏油膩，飯後來一杯烏龍茶清除口腔異味兼去除油脂，是相當不錯的選擇。日本醫學界曾經做過研究，肥胖者在一定時間內飲用烏龍茶，就能夠清除堆積在動脈壁上的膽固醇，降低血液中的膽固醇含量，由此可見烏龍茶具有降低血壓、預防肥胖的功效。

除此之外，烏龍茶的解酒功效也不錯，藉由單寧的利尿作用將酒精排出體外，可以改善酒醉情形。至於體質虛寒、常常手腳冰冷的女性，如果喝紅茶怕加糖會胖，也可以退而求其次選擇烏龍茶，以促進血液循環、加強體內新陳代謝。

●正確的飲茶觀念

茶雖然對身體有益，但也不能亂喝一通，有些喝茶的原則還是要注意：

一、飲茶不宜過量，一般健康的成年人，倘若平時就有喝茶的習慣，那麼一天沖泡九公克的茶葉就夠了；從事體力勞動的人，或是喜歡吃油膩食物的人，可以適當增加到十八公克；至於身心虛弱的人，最好別超過六公克。

二、由於茶葉中還是含有咖啡因，因此孕婦同樣要控制飲用量，每天不要攝取超過三百毫克的咖啡因。（參見下頁表8-3）

註：沖泡時間越長，咖啡因含量越多，所以最好避免飲用濃茶。

三、茶葉中的咖啡因同樣會刺激大腦中樞，因此睡前不要喝茶，以免引發失眠。

四、空腹的時候不宜喝濃茶，以免稀釋胃液，妨礙消化；飯後也不可以馬上喝茶，否則會影響食物的正常吸收，最好過半小時再喝。

五、有便秘習慣的人最好少喝茶，尤其是老年人往往有習慣性便秘，如果為了抗老而拚命喝綠茶，反而會使便秘現象加重。

六、沖綠茶不要用太燙的水，因為綠茶中豐富的維生素C相當怕熱，所以用70℃的水就可以了；而且，沖泡時間控制在四十秒左右即可，絕對不要超過一分鐘。

七、茶葉沖泡三次後，營養價值就差不多沒了，因此每杯茶不需放太多茶葉（最多三克），也毋需沖泡太多次。值得注意的是，一般飲茶多半會把第一泡倒掉，但其實茶在第一泡時便會釋出百分之八十的維生

表8-3 茶水中咖啡因的含量（每150毫升）

茶的種類	咖啡因含量
綠　茶	20~30毫克
紅　茶	50毫克左右
烏龍茶	30~40毫克

素，其他營養素也至少釋出百分之五十以上，如此倒掉實在可惜。

八、用天然山泉水泡茶最理想，如果想採用煮開的自來水，也最好先經淨水器過濾後再使用。

九、茶泡好了不要馬上喝，因為常吃過燙的食物有致癌的危險，所以燙茶最好放溫再飲用。不過，也不要放得太久變成喝冷茶，更不要喝隔夜茶；否則不但香氣低、茶味淡，營養價值大大減低，對人體也不好。

碳酸飲料喝出一肚子「病」

夏天時，清涼的碳酸飲料非常受歡迎。走一趟漢堡、炸雞店，食客桌上擺的幾乎都是可樂、汽水；小學生下了課，也是衝到自動販賣機前買可樂、汽水……，似乎他們唯一肯倒進嘴巴裡的就只有碳酸飲料。這種現象很令人憂心，他們知道喝進自己肚子裡的是什麼東西嗎？

●不安全的人造色素和人工甘味

碳酸飲料為了追求色相和口感，往往會加入大量的人造色素和人工甘味。以橘子汽水為例，它根本不可能添加任何新鮮橘子汁，所以廠商就會用紅色、橙色染料來魚目混珠，並添加多種人工甘味來模擬橘子口味。結果消費者喝下肚裡的是水和一堆人工原料的組合，完全沒有任何營養，只有熱量。

可怕的是，雖然所有的人造色素和人工甘味都標榜「可食用」，但某些人造色素已在動物實驗中被證實長期食用會致癌，並會引發小孩過度活動及行為不安。美國有一本暢銷書《一個小行星的飲食》（Diet for a Small Planet）就指出，人們應該避免食用含有以下人造色素的食物：藍色1、2號，黃色5號，綠色3號，紅色3、40號，柑橘紅色2號；而後三者正是常常隱藏在碳酸飲料或果汁中的健康破壞者。

除了人造色素外，人工甘味（又稱「人工香料」或「仿造香料」）也不安全。你恐怕沒想到，這種讓加工食品嚐起來像天然食品一樣的添加物，多衍生於石化製品。這種衍生物不但會使人容易過敏，還會使某些兒童的行為產生過度反常。英國一項研究甚至顯示，可樂會讓呼吸道較為敏感，而引起某些孩子哮喘。

●對身體拚命攻擊的糖

在碳酸飲料中還有一個很大的問題是「糖」。糖分攝取過多，會加速體內水分和鹽分排出體外，使人有嘔吐的感覺，或造成食慾減退。表面上看來，食物和可樂是「最佳拍檔」，但可樂喝多了卻會影響食物正常的攝取，結果體內該留給食物營養素的空間，都被可樂中的糖分侵佔了。胰臟為了要和血液中突然增加的糖分打仗，就必須拚命釋出胰島素，時間一久，胰臟就會因為「過勞」而逐漸失常，糖尿病於是就來報到啦！

而且，為了消化過多的糖，人體甚至必須消耗掉存在於血液或骨頭中的營養素。例如鈣質，是骨骼和牙齒的主要成分，一旦攝取過多糖分，鈣質就會大量流失，不但容易導致兒童蛀牙，也會形成骨質疏鬆而容易駝背、骨折，這對骨質本來就容易流失的女性來說是非常不利的。

糖製造的另一個後遺症是使孩子行為過動。許多父母常感嘆，這一代孩子似乎比較不安分、比較皮，管都管不住，這除了社會整體的影響外，與現代孩子從小就把加糖、加人工色素的垃圾飲料當水喝，恐怕有一點關係吧！

●有隱憂的代糖

有些胖妹受不了口腹之慾的煎熬，選擇了低卡飲料，這種號稱不怕胖的產品看起來很誘人，實際上卻隱藏了某些不確定的危險性。因為廠商是以有隱憂的「代糖」來取代原本糖的成分。

市面上常見的代糖有「阿斯巴甜」(Aspartame)和「糖精」(Saccharin)兩種。阿斯巴甜是一種蛋白質，由兩個胺基酸組成，甜度為砂糖的兩百倍，每公克熱量卻僅有四大卡，故往往被視為一種安全代糖，只有「苯酮尿酸症」患者不宜使用；不過美國已有學者懷疑，阿斯巴甜會藉由增減不同的神經傳導體含量，誘發腦部障礙，而這種腦部受損現象往往過了好幾年才被發現。至於糖精，其甜度為砂糖的三百七十五倍，雖然它沒有熱量，卻會引發實驗動物生膀胱癌，而且它會穿透胎盤傳給胎兒，所以孕婦絕對要避免大量使用。

美國糖尿病學會為了讓大家對代糖有足夠的認識，特別提出每日限用量建議：

一、阿斯巴甜：

兒童勿超過五百毫克，成人勿超過一千毫克。

二、糖精：

每公斤體重限量五十毫克，以體重五十公斤的成人為例，限量是兩千五百毫克。

當然，一罐飲料中不可能含有那麼多的代糖，但由於代糖使用相當廣泛，很多食物都悄悄的添加了代糖，如果不知節制地把低卡飲料當水喝，本身新陳代謝又不良的話，喝久了身體還是可能會出毛病。

值得注意的是，有些清涼的機能飲料標榜健康

表8-4 可樂也含有咖啡因（每瓶含量）

可樂名稱	咖啡因含量
百事可樂	38.4毫克
健怡可樂	45.6毫克
可口可樂	45.6毫克

取向，但它們骨子裡還是碳酸飲料。只要你仔細察看它們的原料，就會發現被大張宣揚的營養素所佔比例幾乎微乎其微，絕大部分還是碳酸飲料。喝了這些飲料之所以讓人感到有活力，主要是因為它們提供「充分的熱量」；至於那些人工添加的營養素被人體吸收了多少，可就令人懷疑囉！

揭開甜果汁的假象

很多人都被廣告營造的假象所騙，認為喝果汁是健康的——廠商大吹大擂他們的果汁中含有多少營養，你一定要每天來一杯才能補充足夠的營養素。然而，消費者卻不知道，即使是百分之百的「純果汁」，也不能保證百分之百的營養及安全。

當你拿起一罐號稱百分之百天然的純果汁，腦海中一定要浮現一些問號。

●天然水果的營養真的保留了嗎？

你不要天真的以為，自己所喝下的果汁不久前還長在美國加州的果樹上。事實上，為了保存容易，市面上販售的果汁幾乎是濃縮果汁還原的。當農夫摘下水果後，工廠將水果製成濃縮果汁，添加防腐劑（有可能是會引起過敏的硫化物或糖）後，運往各地的果汁工廠，工廠再加水還原成所謂的「百分之百原汁」。要注意的是，在這一連串的處理過程中，水果的營養成分損傷得相當多，尤其是為了顧及口感，很多纖維質和種子會被濾除。當然，廠商還是會提供足夠的營養成分給飲用者，只不過他們添加的是人工營養劑。你花二、三十塊買來的一小瓶純果汁，其營養成分可能還不如一顆綜合維他命加一杯水。

日本研究體內毒素的學者西岡一博士指出，廠商在飲料中添加看似營養的維生素C，其實還有一個目的，那就是使飲料可以長期保存，因為維生素C是極佳的抗氧化劑。而氧化後的維生素C，營養價值不但大幅減低，還會產生少量對身體有害的活性氧。

●有哪些食品添加物？

廠商都很聰明，做老實生意不一定賣錢，如果真的有一家果汁廠賣出百分之百現榨的純果汁，消費者反而會覺得難以入口而拒買。為了讓果汁好賣，廠商只好動點小手腳，這個小手腳就是「食品添加物」。

食品添加物家族成員可不少，除了前面提到的營養劑、防腐劑之外，還包括人造色素、人工甘味、抗氧化劑、乳化劑、安定劑及增稠劑等等，它們都號稱是「可食用的」，但其安全性還是令人懷疑。因為，國外許多醫學期刊已指出，添加物麩胺酸鈉，會使某些兒童產生癲癇症狀。美國也有針對食品添加物協力效應的研究，指出某些色素和添加物的組合，會讓長期食用的老鼠體重減輕、停止生長，嚴重的甚至導致死亡。

這些研究報告，對許多父母來說是很大的警告。因為現在的孩子幾乎都很偏食，不愛喝水只愛喝可樂、汽水等垃圾飲料，父母們沒精力去糾正孩子的行為，只好阿Q的認為反正果汁比汽水好，不如讓孩子多喝果汁。結果，過多的果汁不但沒有提供足夠的營養給孩子，反而妨害他們的發育，甚至還影響了腦部及中樞系統，這是因為孩子的解毒系統還未發展成熟，危險的成分很容易藉由血液循環直達腦部。

●果汁裡的糖分沒問題嗎？

比起碳酸飲料，果汁的熱量確實比較低，但不見得都低很多。例如葡萄柚是減肥聖品，但葡萄柚汁的熱量和可樂、汽水，甚至啤酒卻差不了多少（參見表8-5），這是因為純葡萄柚汁口感不佳，廠商必須加很多糖調味，而糖正是隱藏在果汁中的另一殺手。前面提到碳酸飲料中的糖對身體有許多壞處，果汁裡的糖也一樣。因此，想減肥的人以果汁替代可樂，看來恐怕好不了多少。

不只是廠商添加的糖分，有時水果本身的糖分也要提防。像十粒葡萄的熱量竟和一顆蘋果相當（約四十大卡），胖妹在飯後喝下一杯

表8-5 飲料熱量的比較（每100毫升熱量）

飲料名稱	熱量
可　樂	約44大卡
汽　水	約41大卡
啤　酒	約41大卡
葡萄柚汁	約40大卡
番茄汁	約17大卡

加糖的純葡萄汁，差不多就等同於喝下一杯可樂。另外，也有專家指出，許多嬰幼兒的腹瀉，和果汁裡的糖分有關，如蘋果汁和葡萄汁本身就含有山梨糖醇和果糖，這種糖分大約每三個小寶寶就有兩個無法吸收而停留在大腸內，一旦受到細菌感染，就會造成腹瀉和腹痛。

看到這裡，你還敢放心大膽的喝市面上販售的果汁嗎？告訴你還沒完，除了廠商刻意添加的食品添加物和糖之外，還有一些「意外的訪客」會進入我們的肚子裡，例如農夫噴灑卻未洗淨的農藥、漂白消毒的氯、從罐頭釋出的鉛……，甚至量販店或雜貨店所噴灑的殺蟲劑、消毒藥水，也會不知不覺的污染瓶罐。

所以，如果真想喝甜甜的果汁，還是自己在家用好水和當季新鮮的水果，配上果糖或蜂蜜，打出真正健康的果汁吧！

酒的美麗與哀愁

酒對許多人來說是很難解的飲料，有人說喝它會延年益壽，有人說它是穿腸毒藥。其實，無論是哪一種說法都失之偏頗，飲酒對身體的好壞，完全取決於飲用的量和方法。以下就是針對酒的探討，希望藉此讀者對酒有更深刻的認識。

●適量的好酒對身體有益

我們或許很難想像，早從四千多年前起，酒就被當成藥使用了。在古希臘時代，人們就知道用酒來消毒傷口；十九世紀末，霍亂肆行於巴黎時，酒也拯救了許多人寶貴的性命；法國人在第二次世界大戰期間，還用酒來消毒被污染的自來水。由此來看，酒似乎可以對付許多細菌，提高人體免疫力。奧地利的研究人員即證實，酒可以殺死造成食物中毒的細菌，如沙門氏菌、大腸桿菌和葡萄球菌。

對於酒的好處，法國人一向是高舉雙手雙腳的贊成。和美國人一樣喜歡吃高脂肪食物的法國人，膽固醇和血壓也和美國人一樣高，但心臟病突發的機率卻只有三分之一！其中秘訣何在？答案就在於法國人習慣在用餐時喝酒，尤其是紅酒。美國康乃爾大學的研究指出，紅酒是葡萄連皮一起發酵的，而葡萄皮含有一種叫做 resveratrol 的成分，這種成分是一種天然的抗凝血劑，可以阻止血小板聚集造成血液凝塊，防止動脈阻塞。

另外，法國也有一項實驗指出，紅酒可以增加血液中好的膽固醇（HDL），減少壞的膽固醇（LDL）。打個比方，HDL 很像是人體的清潔隊員，它含有大量的蛋白質分子，可以清除血管壁所沈積的膽固醇，並進一步將它們運回肝臟去解體，加速膽固醇的排泄；相反的，LDL 就像個專門四處製造垃圾的搗蛋鬼，它的蛋白質含量很少，膽固醇卻高得驚人，所以會活化血小板，增加血管內血栓形成，從而加速動脈粥狀硬化，造成心肌梗塞。

不過，除了紅酒之外，其他酒不見得有一樣好的效果。像去葡萄皮製成的白酒，因為不含 resveratrol 的成分，功效就差了不少。至於啤酒，雖有研究報告指出，每天喝四百五十西西啤酒的男士，兩個月後 HDL 會上升，不過啤酒卻有許多缺點，遠不如小酌一杯紅酒。此外，蒸餾過的烈酒對心血管似乎沒什麼作用，例如愛爾蘭人和法國人喝下的酒幾乎一樣多，但因他們喝的是烈酒，所以心臟病發作的機率是法國人的三倍。

對於邁入更年期的女性來說，少量飲酒也有好處，像美國就有研究指出，喝酒可以增加更年期婦女體內的雌激素百分之十～二十，使不適的更年期症候群緩和，其效果和服用荷爾蒙差不多。不過，如果飲用過量，不但不會增加雌激素，還會形成骨質疏鬆症。

●酒也是穿腸毒藥

相對於預防良藥，如果飲酒不知節制，又完全不顧自己的身體選擇不適當的酒，酒也可能是穿腸毒藥。據調查，血液中的酒精濃度在四百（毫克／一百西西）以上時，是會死亡的，所以我們聽到有人「醉死」很可能是真的。

美國加州奧克蘭市凱瑟．帕瑪內特醫學中心心臟學主任亞瑟．克雷斯基博士說：「雖然每天喝三杯或三杯以上的酒，不會造成冠狀動脈受到損害，卻會導致高血壓、肝硬化、喉癌、意外事件而入院治療和死亡。」另一項報告甚至指出，每天喝三～五杯酒會提高百分之五十的死亡率。確實，只要飲酒過量，或長期酗酒，對神經、心臟、胰臟、肝臟等都會造成傷害，有學者指出，過量飲酒不但會使致癌性提高十倍，更會使人的平均壽命減短十五年。

以下，就針對酒與各種疾病的關係做一說明：

一、酒與腦部病變：

任職於美國布魯克海文國家實驗室的王健傑博士，曾經提出一份報告，指出酗酒會對腦部造成傷害，這些傷害包括大腦皮層萎縮、組織受損，腦部的新陳代謝也減少，更嚴重的是記憶力受損。對於這些現象，王博士形容得相當傳神：「一個三十歲酗酒者的腦袋，看起來就像是一個五十歲的人的腦子。」芬蘭赫爾辛基大學的神經學家也指出，酒精是腦的毒藥，飲酒過量的人很容易發生腦血管栓塞、血液凝塊和局部缺血等中風前兆，其中風機率比一般人多出六倍。如果在一日內大量喝酒，中風的機率更大。

二、酒與骨質疏鬆症：

過量的酒精不但會造成腦的老化，也會攻擊摧毀骨細胞，形成骨質疏鬆症。觀察酗酒者的骨骼，可以發現它們比實際年齡老了四十歲。在所有的酒類中，啤酒和烈酒最是兇狠，它們還會增加髖骨和前臂骨折的機會——只要每天喝兩、三罐啤酒，骨折機率就高出兩倍；四杯烈酒則會增加七倍的骨折機率。

三、酒與癌症：

酒喝得越多，罹患癌症的機率就越大。法國有一項研究指出，菸抽得多、酒又喝得凶的人，罹患喉癌的機率比一般人多四十三倍，得鼻癌的機率更高達一百三十五倍。澳洲的研究人員也發現，酒喝得越多，罹患大腸癌的機率就越大，其中以啤酒最危險，因為它含有亞硝胺之類的致癌物。日本研究人員對啤酒持類似的看法，指出每天喝啤酒的人罹患直腸癌的機率，是不喝酒的人的十三倍，比喝米酒還糟（喝米酒的人罹患直腸癌的機率是多四～六倍）。

四、酒與腸胃疾病：

加了酵母的啤酒，很容易刺激胃酸分泌，下肚一小時胃酸就會增加近兩倍；而同屬發酵酒的白酒，也會增加百分之六十的胃酸；只有威士忌或白蘭地等蒸餾酒不會增加胃酸。胃酸增多容易引發胃黏膜受損，導致潰瘍、出血等現象，因此，胃不好的人最好不要喝啤酒，白酒也少喝為妙。此外，喜歡在睡前小酌一杯的人最好改掉這個習慣，因為一喝完酒就睡覺很容易引起胃酸倒流，產生胃灼熱的毛病。胃酸倒流最常發生在喝下酒後的三個半小時，因此，在飯後喝酒比睡前喝酒來得好（喝紅酒還可以連帶清除膽固醇）。

五、酒與肥胖：

肥胖雖然不是病，卻會引發許多致命疾病如糖尿病、高血壓等。很多人都不知道，酒的熱量相當驚人，喝一罐台灣啤酒（三百七十五西西）的熱量就將近一百三十大卡，差不多等於半碗白飯。一百西西的紅酒熱量則接近一百大卡，白酒熱量雖然比較少，但也有七十五大卡。一百西西的紹興酒熱量有九十一大卡，如果在喜宴上多喝幾杯，啤酒肚也是會跑出來的。隨著酒精成分越高，酒的熱量也越高，例如酒精成分百分之二十二的米酒，每一百西西的熱量是一百二十三大卡；酒精成分攀高到百分之四十一左右的白蘭地、威士忌等，每一百西西的熱量約是白酒的三倍；至於酒精成分超過百分之五十的烈酒如茅台、高粱、大麴，每一百西西的熱量更超過三百大卡，相當於吃了五片土司，可怕吧！

六、酒與肝病變：

台灣人一向喜歡拚酒。據說，一位法國酒商來到台灣，看到辛苦多年釀成的白蘭地被當成啤酒一樣牛飲，驚訝得下巴都快掉了下來。事實上，這種看似「豪氣」的拚酒是很傷身的，尤其是烈酒。因為百分之九十的酒精都要靠肝臟分解成水和二氧化碳，但是肝臟每小時只能除去七～十公克的酒精，即使是區區一罐啤酒也得要耗費一個小時。因此，短時間過量飲酒會為肝臟帶來相當大的負擔，如此長期折損肝臟，就很容易產生肝病變。

酒會導致肝病變還有一個原因，那就是它的熱量雖高，營養卻很缺乏，人體所需的維生素、礦物質和蛋白質一概欠缺。而喜歡在交際應酬中拚酒的人，又往往忙於喝酒疏於正常攝取食物，日積月累，脂肪肝和肝硬化就出現啦！

●正確的飲酒法

飲酒最重要的是量。少量的品酒，可以增加HDL的生成，並略降血壓，防止心臟病變；但若長期超出限度，反而會導致血壓持續上升。美國哈佛大學研究指出，每天喝兩、三杯酒的女性，比起一般女性罹患高血壓的機率要多出百分之四十；如果喝三杯酒以上，罹患機率更多出百分之九十。由此看來，專家提出每天不超過二杯（每杯約一百二十西西）是合理的。（參見表8-6）

表8-6　每日最高飲酒量

酒　類	酒精成分	飲酒量
啤　酒	約4%左右	670西西
葡萄酒	約10%左右	240西西
烈　酒	約40%以上	100西西

不過要注意，如果你本身不喝酒，或飲酒後會有不良反應（紅酒裡的酚化合物會造成某些人產生偏頭痛，胃不好的人喝發酵酒也容易產生胃酸過多、胃灼熱現象），倒也不必為了防止心臟病而強迫自己每天喝一杯，喝茶一樣有良好效果。

另外要記住，空腹時絕對不要喝酒，一來易醉，二來傷胃。台灣人吃喜酒時往往菜還沒上就先開始敬酒，這是很不好的習慣。如果盛情難卻，最好在吃喜酒前先喝一杯鮮奶墊墊肚子、保護胃壁。

最後要提醒某些人應該忌酒。舉凡服用鎮定劑、安眠藥、痛風尿酸高的病人及糖尿病患者，都不應該喝酒，以免藥效加乘，引起副作用。癌症患者也不能繼續貪杯，因為酒會壓抑人體免疫系統的功能，加速癌細胞轉移。此外，研究顯示酒對未出生的胎兒有同樣不利的影響，會引發小頭、心臟缺陷、智力不足等先天性缺陷，雖然對於喝多少酒才會引起胎兒異常仍屬未知，但基於安全起見，孕婦最好不要喝酒。

後記

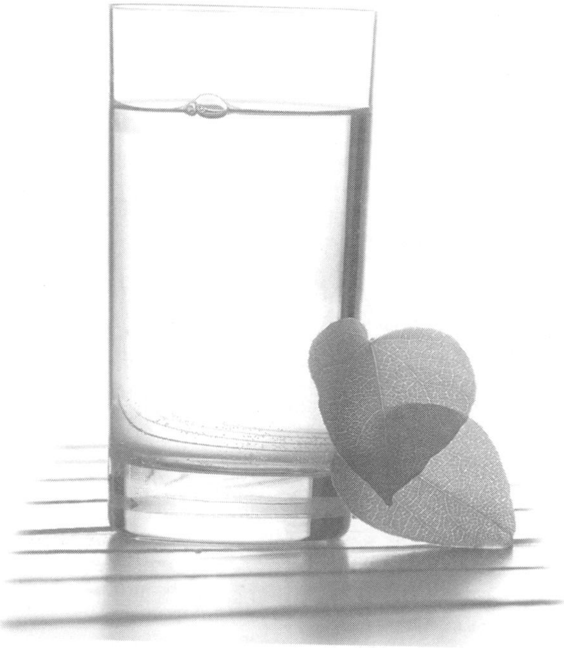

看完了本書，你是不是對水有更深的認識？想不到簡簡單單的水，竟然包含這麼多學問吧！

古早以前，人類是很珍惜水的，因此而有「生命之源」的說法，在聖經和佛經中的故事裡，也有許多以神奇之水治病的故事，由此看來，水確是上天賜予地球上所有生物的珍貴寶藏。只可惜到了工業化的現代，水成為「進步」的犧牲品，大量的水源地遭受污染，現代人才發現，往昔乾淨甜美的泉水和井水等自然水，如今已是奢求了。

在本書撰寫期間，發生了宜蘭冬山河遭人傾倒石綿廢料的事件，實在讓人痛心疾首。冬山河歷經多年整治，才逐漸恢復往昔的一點面貌，如今卻遭自私商人利用，這讓我們擔心，要尋回一條乾淨的河流，是否已經是不可能的任務？

隨著各式淨水器在市面上的熱賣，可知現代人也開始注意到飲用水的污染；但是，我們卻往往一面嘀咕水的不乾淨，一面仍繼續污染水源。有多少人將垃圾棄置於森林小溪乃至海岸？有多少人將炒菜的廢油直接倒入排水管中（一小碗油膩湯汁需要一浴缸的水才能稀釋）？……如果我們還是惡習不改，我們未來的子孫，可能連喝了淨水器濾過的水還是會生病。

衷心的希望，閱讀完本書的讀者，除了了解水對人體的重要性，能透過喝好水來擁有健康的身體之外，也能進而珍惜水的存在，保護我們的生存環境。如果有一天，我們都能生活在青山綠水的好環境中，健康自然不必用力外求，心靈也能更加的平和。

推薦序

多喝水，平衡體內的自然環境

張月麗

記得小時候每當放學回家，母親總叫我先去洗手再喝口水，父親下班返家，也都會一杯茶放在客廳桌上，我問母親幹嘛要喝水，母親總回答：「人啊！可以七天不吃飯，不能一天不喝水！多喝水好耶！」那時我總排斥長輩說的話，每次郊遊回來，一水壺的水仍是原封不動的背回家，總是被母親嘮叨說：「妳是駱駝啊，一出門不喝水，難怪像隻小烏骨雞！」

也許是從小的習慣沒養成，一直到我工作後，像當空服員時，在數萬呎的高空，別的同事怕太乾燥猛灌水喝，而我只偶爾在用餐時喝湯就覺得足夠了；又當我在主持節目時，有時一個晚會三小時下來，或錄音一個小時也不喝一口水，別人問我：「是否要幫妳倒杯水？」我總回答：「不用了，我不渴！」

直到兩年前一個仲夏夜晚，腹部突然絞痛，上洗手間竟有血尿，嚇得我以為快掛了！趕緊去醫院掛急診，醫生說是尿道炎，配了些藥叫我回家休息，第二天病情不減反而更疼痛，至書田泌尿科診所驗尿檢查，證實為「腎盂炎」，必須立刻住院治療，我還莫名其妙地問醫生：「為什麼會得腎盂炎？」經問診後得知，我水喝太少、細菌感染！

就這樣我在醫院待了四天，打了四天點滴，出院前醫生送我一個五百西西的「環保杯」，叮嚀我每天要喝兩千西西的水保持下水道（泌尿系統）的暢通！並配了一個禮拜的藥，務必服用完畢，再來複診！

之後無論起床後、上班時、三餐用餐，甚至入睡前，我都不忘喝兩口水，除了感覺喝完水後通體舒暢，似乎說起話來聲音也更柔美順耳！

在訪談醫生的節目中也特別請教醫生喝水的優點，才得知缺水的後果會導致體內新陳代謝失調，循環不順暢，久而久之疾病叢生；另外在訪問許多名人、歌手時，看到皮膚又美又粉嫩的來賓，我總詢問他們保養之道，不二法門就是：愛吃蔬果，喜歡喝水！

的確，人體就像大自然，呼吸是空氣，血液是水流，經脈如山川，各個器官相互依存支援，生命才得以運轉。養成隨時喝水的習慣，保持體內的平衡，否則如果等到乾旱來臨時再去求雨，可能就來不及了！

「多喝水」它不僅只是一個叮嚀或一句廣告詞，而應是一個自然的生活習慣，更可說是養生之道！

忙碌的現代人不妨在喝一口水的同時，停下腳步、緩一下心情，當水滑落喉嚨之際，再擺正你的頭，一個全新、舒暢、滿足的感受，將幫助您更能從容地處理事物！最後也請您細細品讀《喝什麼水最健康》，使每一位愛護健康的朋友，更健康、更有活力！

張月麗

電視廣播節目主持人

高寶書版

何權峰 醫師◎著

抗老化健康三寶

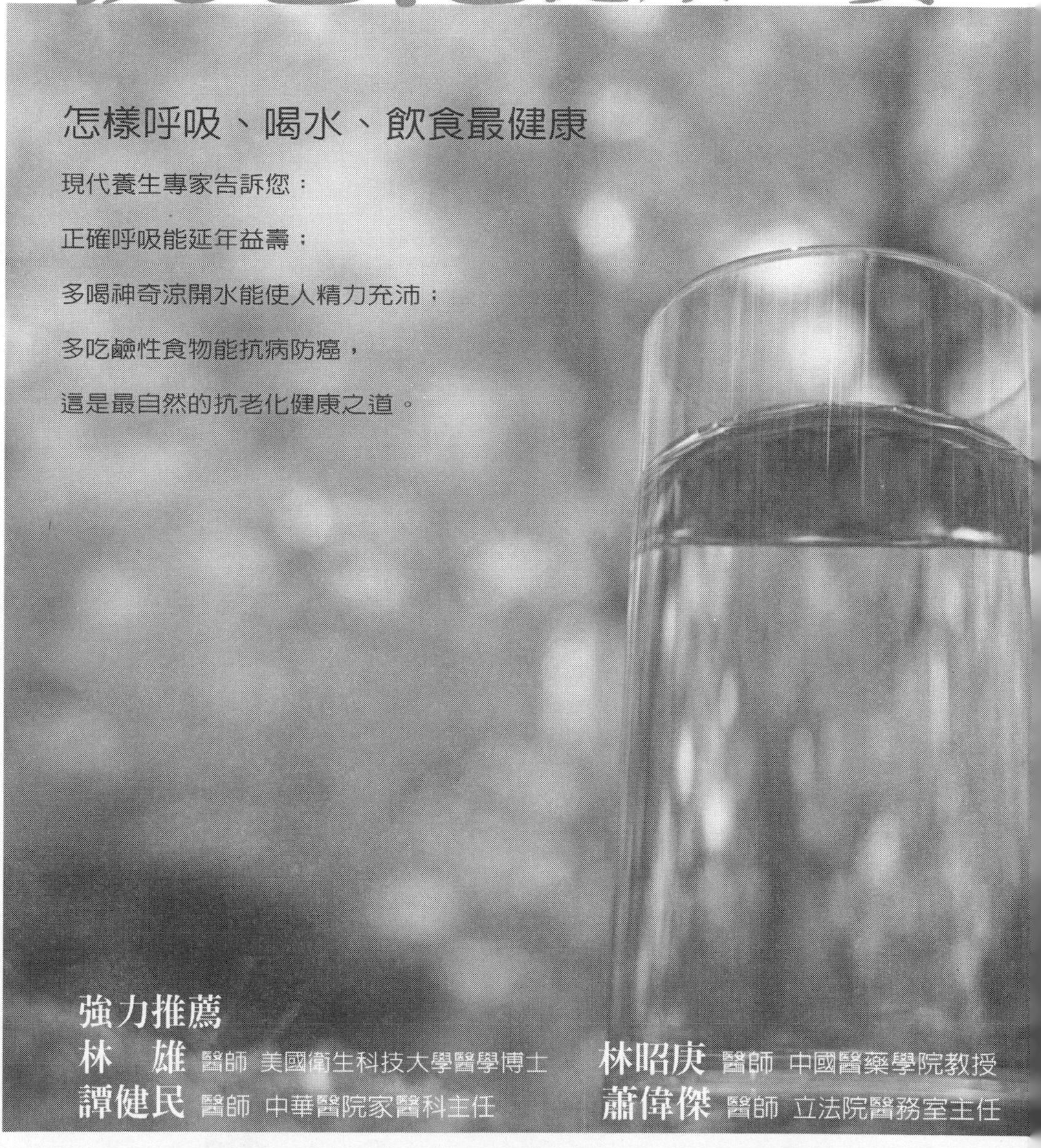

怎樣呼吸、喝水、飲食最健康

現代養生專家告訴您：

正確呼吸能延年益壽；

多喝神奇涼開水能使人精力充沛；

多吃鹼性食物能抗病防癌，

這是最自然的抗老化健康之道。

強力推薦

林　雄 醫師 美國衛生科技大學醫學博士

譚健民 醫師 中華醫院家醫科主任

林昭庚 醫師 中國醫藥學院教授

蕭偉傑 醫師 立法院醫務室主任

Prediabetes : What You Need to Know to Keep Diabetes Away

高寶書版

了解糖尿病的第一本書

遠離糖尿病的50個方法

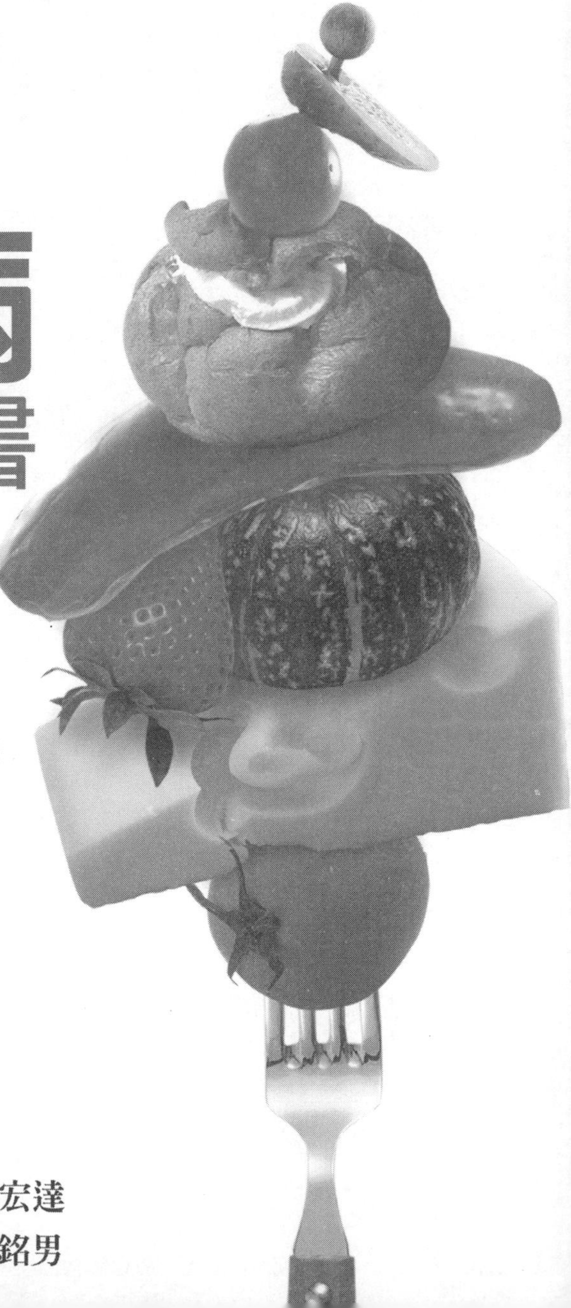

格雷琴・貝克(Gretchen Becker)◎著

張淳惠◎譯

台北榮民總醫院新陳代謝科主任醫師
台灣糖尿病協會理事長
林宏達

馬偕紀念醫院內分泌暨新陳代謝科醫師
簡銘男